民国医家临证论丛

民国医家论眼科(第二辑)

上海市中医文献馆

总主编 贾 杨 毕丽娟
主 编 王 琼
主 审 张 仁

上海科学技术出版社

内 容 提 要

本书以《中国近代中医药期刊汇编》丛书为搜集整理对象，将丛书中与眼科相关的文章进行了系统梳理，共检出题名中含目、眼、盲、睛、失明、障、瞳、五轮、审视瑶函、银海、翳、睫、迎风流泪等眼科相关关键词的文章 800 余篇，本着具有创新性、体现时代特征、在当时具有学术引领意义、对现代临床有所启示等原则，经过多方考量和多次筛选，最后选定具有代表性的文章 193 篇，根据每篇的内容，分别收录在眼科基础、眼病医案、眼科医论医话、眼病治法、眼科方药、眼科专著专论、眼病科普、眼科问答、眼科通讯及进展等篇章中。

本书作为第二辑包括了眼科专著专论、眼病科普、眼科问答、眼科通讯及进展四章。第二辑四章所收录的这些眼科相关文章，跟第一辑相比，体裁更加多样，不仅有篇幅较大的眼科专著专论连载，也有以问答形式刊登的眼科疾病治疗方法，还有教育普通大众保护眼睛、预防疾病的眼病科普文章，以及展现了当时眼科新发展的新闻通讯稿件等。这些篇章不仅体现了近代中医药期刊中眼病内容的丰富多样，也体现了近代期刊选题、刊登形式的多样灵活，从内容到形式无不体现着时代的烙印，彰显着民国特色。期望读者通过这些文章，可以管窥中国近代眼科学的发展特色，总结梳理眼科学在近代这一特殊历史时期的发展特征和脉络，为推动中医眼科学在现代的发展提供新的思路。

本书可供中医或中西医结合医师、中医眼科医师、中医院校师生以及中医爱好者阅读参考。

图书在版编目（CIP）数据

民国医家论眼科. 第二辑 / 王琼主编. -- 上海：
上海科学技术出版社，2024.9. -- （民国医家临证论丛 /
贾杨，毕丽娟总主编）. -- ISBN 978-7-5478-6746-4

Ⅰ. R77-53

中国国家版本馆CIP数据核字第2024SH7267号

民国医家论眼科（第二辑）

主编　王　琼

上海世纪出版（集团）有限公司
上海科学技术出版社　出版、发行
（上海市闵行区号景路 159 弄 A 座 9F-10F）
邮政编码 201101　　www.sstp.cn
常熟市华顺印刷有限公司印刷
开本 787×1092　1/16　印张 11.5
字数 160 千字
2024 年 9 月第 1 版　2024 年 9 月第 1 次印刷
ISBN 978-7-5478-6746-4/R·3058
定价：68.00 元

编委会名单

丛 书 前 言

近代中国，社会巨变，从传统走向现代的大转变过程中，新思潮不断涌现。中医受到前所未有的质疑和排斥，逐渐被推向"废止"的边缘，举步维艰。客观形势要求中医必须探索出一系列革新举措来救亡图存，创办期刊就是其中的重要方式之一。中医界以余伯陶、恽铁樵、张赞臣等名医为代表，先后创办中医期刊近300种，为振兴中医学术发挥了喉舌作用。这些期刊多由名医创刊并撰稿，刊名即反映创刊主旨，具有鲜明的旗帜性，在中医界具有广泛影响力；期刊同时也是学术平台，注重发展会员、发布信息、团结中医界共同致力于学术交流。

近代中医药期刊不仅承载了近代中医学科的学术思想、临床经验和医史文献资料，全面反映了中医行业的生存状态以及为谋求发展所做的种种探索和尝试，客观揭示了这一历史时期西方医学对中医学术界的冲击和影响，也从侧面折射出近代中国独特的社会、历史、文化变迁。近代中医期刊内容丰富、形式多样，涵盖医事新闻、行业态度、政府法规、医案验方、批评论说、医家介绍、医籍连载，乃至逸闻、小说、诗词，更有难得的照片资料，具有重要的研究价值。所涉研究领域广阔，包括中医学、文献学、历史学、社会学、教育学等诸多学科，是研究近代中医不可或缺的第一手资料。以近代中医期刊为主体，整理和挖掘其中有学术价值和现实意义的内容，无论在研究对象、选题还是内容上，都具有系统性和创新性。鉴于近代医药期刊作为学术界新兴的研究领域，尚处于起步阶段，亟待形成清晰的研究脉络和突出的研究重点，学术界当给予更多的关注和投入，以期产生更多有影响力的研究成果。

　　然而由于年代久远、社会动荡,时至今日,近代中医药期刊多已零散难觅,流传保存情况堪忧,大型图书馆鲜有收藏,即使幸存几种,也多成孤帙残卷,加之纸张酥脆老化,查阅极为不便。由上海中医药大学终身教授段逸山先生主编的《中国近代中医药期刊汇编》(后简称《汇编》),选编清末至1949年出版的重要中医药期刊47种影印出版,是对近代中医药期刊的抢救性保护,也是近年来中医药文献整理的大型文化工程。《汇编》将质量和价值较高的近代中医期刊,予以扫描整理并撰写提要,客观展示了近代中医界的真实面貌,是研究近代中医学术的重要文献,为中医文献和中医临床工作者全面了解、研究近代中医药期刊文献提供了重要资料和路径。

　　上海市中医文献馆多年来始终致力于海派中医研究和中医药医史文献研究,通过对《汇编》分类整理,从中挑选出具有较高学术价值的内容,加以注释评述,编撰成"民国医家临证论丛"系列丛书。2021年出版伤寒、针灸、月经病三种,2024年整理出版金匮、产后病、妊娠病、妇科医案、疮疡、本草、温病时疫、眼科,重点围绕理论创新、学术争鸣、经典阐述、临证经验、方药探究等主题展开研究,试图比较全面地反映近代中医药学术内涵和特色。

　　段教授认为,对民国期刊的整理研究工作要进一步深入下去,对这些珍贵的文献资料要深入研究,要让它们变成有生命的东西,可以为中医工作者所用,为现代中医药研究发展提供帮助。吾辈当延续近代中医先贤们锐意进取、勇于创新、博学求实、团结合作的精神与风貌,在传承精华和守正创新中行稳致远。希望本套丛书的出版,能为增进人民健康福祉,为建设健康中国做出一份贡献。

编　者

2024 年 6 月

前　言

～～～～～～～～～～～～～～～～～～～～～～～～～～～～～～～～～～～～～

　　近代①中国是一个特殊的历史时期，从 1840 年鸦片战争开始，中国沦为半殖民地半封建社会，清朝灭亡之后，中国又进入军阀割据混战的时期，因此近代是中国历史上大动荡的时期，同时也是大转变的时期。近代中国以降，西学东渐，西方医学随之广泛传入，作为中国思想与学术之一部分的中医学，受近代所谓"科学化"浪潮影响，逐渐沦落至无法自证其明的尴尬位置，在理论与临床两方面均受挫折。在中华民族、国家的近代化过程中，尤其是北洋政府和南京国民政府时期，出现了一系列轻视中医，甚至是废止中医的严重事件。如 1912 年北洋政府教育部漏列中医药案、1929 年南京国民政府时期，余云岫提出"废止中医"案以及 1935 年汪精卫阻挠《国医条例》颁布等，这些事件客观上削弱了中医学的发展力量，也形成了近代中国医学史上中西医对立的局面，使中医学的发展受到重创。当然，这期间也有一些追求进步的医家，以西医学术见解来沟通和发展中医学术，产生了中西汇通的思想与流派，涌现出不少著名医家和医著，推动中医学继续向前发展。

　　中医眼科学具有悠久的历史，历经南北朝以前的萌芽时期，隋唐的

---

　　①　一般而言，有关近代中国的中医学史，受到革命史观下之近代史通论著作影响，一般被分为两个阶段。即第一阶段是从 1840 年的鸦片战争到 1911 年的辛亥革命前夕，共 71 年，为晚清时期。这一阶段又可以分为三个时期，即 1840 年到 1860 年的鸦片战争时期、1861 年到 1895 年的洋务运动时期以及 1896 年到 1911 年的维新运动和清末新政时期。第二阶段是从辛亥革命成功到新中国成立前，共 37 年，为中华民国时期，这个时期又可分为 1912 年到 1926 年的北洋政府时期和 1927 年到 1949 年的南京国民政府时期。

奠基时期,宋元的独立发展时期,一直到清代鸦片战争之前达到了鼎盛时期,不管是眼科文献的数量和质量,还是眼科的理论与临床发展的深度和广度,都达到了鼎盛阶段。但自从1840年鸦片战争以后,直到1949年新中国成立以前,半殖民地半封建社会中的中医眼科学发展停滞甚至衰落。帝国主义的侵略以及反动政府的扼杀与摧残,使中医学处于岌岌可危的境地,中医眼科学亦受到相应的影响。在此期间,在眼科医家的不懈努力下,编写了数量极为有限的眼科专著,其中较为有创见的有黄岩的《秘传眼科纂要》、陈国笃的《眼科六要》、刘耀光的《眼科金镜》、康维恂的《眼科菁华录》、王锡鑫的《眼科切要》等。此外,在西医眼科传入的影响下,也出现了具有中西医眼科结合倾向的专著,如徐庶遥的《中国眼科学》、陈滋的《中西医眼科汇通》,其学术思想具有进步意义,由于西医眼科学传入,也使中医眼科传统眼病名称发生了发展变化,出现了传统病名和西医病名并存的情况,推动着中医眼科学与世界接轨,获得新的发展。

除了编印的眼科著作之外,近代还有一类眼科文献也是很重要的组成部分,那就是中医药期刊中刊载的眼科文献。

自从1908年《绍兴医药学报》创办开始,近代相继创办的中医药期刊有463种之多,中医刊物林立成为近代中医发展史上的一个显著特点,中医期刊的繁盛发展,不仅为眼科学的学术研究和信息交流搭建了一个重要平台,也为眼科相关著作和文章的刊发提供了一个新的载体,刊登在这些期刊中的著作和文章,是近代眼科文献的重要组成部分,是我们研究近代中医眼科学的宝贵资料。

笔者经过对《中国近代中医药期刊汇编》中所有文章的题名进行逐一检索,共检出题名中含目、眼、盲、睛、失明、障、瞳、五轮、审视瑶函、银海、翳、睑、迎风流泪等眼科相关关键词的文章193篇(已剔除题名重复的文章以及含有以上关键词但跟眼科无关的文章),主要包括眼科基础、眼病医案、眼科医论医话、眼病治法、眼科方药、眼科专著专论、眼病科普、眼科问答、眼科通讯及进展等,分为第一辑、第二辑出版。这些文章的具体篇名、作者以及所在刊物名称详见附录①。期刊文章中有不少英文术语，有些拼写与现代有较大差异，笔者秉持尊重文献的原则，予以保留，不作修正。此外，民国期刊中文章撰写规范性不足，存在不少错字、别字，予以径改，不出注。

这些期刊中刊登的眼科相关文章，侧重不同，体裁各异，但无不体现着时代的烙印，彰显着民国特色，是当时医家努力钻研的印证和临证经验的结晶。因此通过这些文章，可以管窥中国近代眼科学的发展特色，总结梳理眼科学在近代这一特殊历史时期的发展特征和脉络，为推动中医眼科学在现代的发展提供新的思路。

编 者

2024 年 7 月

---

① 因时间有限，未能逐一翻阅整部丛书，再加上检索方式的制约，可能会漏掉一些题名中不包括上述关键词，但也是和眼科相关的文章。但已经检索出来的文章，应该是眼科相关文章的主体，以后待时间更充裕或者近代中医药期刊中的文章电子化时，再用更科学的方法，检索出《中国近代中医药期刊汇编》中所有与眼科相关的文章，以供参阅和研究。

目　录

第一章　眼科专著专论

【导读】

本章主要收录的是在近代中医药期刊中刊登或连载的专著专论性质的文章,共收录了6篇。

《眼科录要》首先论述了眼科的五脏病症及其用药特点,然后分别论述了头风眼疾、瞳仁散大、瞳仁细小、白翳掩睛、眼皮湿烂等19种眼病的治法,并且还点出了作者独家治眼心法、用药心法、复发心法、忌养心法等,内容涉及眼病病理、治疗、用药、养护等多个方面,很多观点还是值得现代临床医生学习的。

《目疾概论》作者是英国盲童学校校长傅步兰,文章从赤眼、外伤损目、小儿疳积、淋热与红热症、眼珠变质、斜眼、近视等儿科常见眼病入手,普及眼科基本知识和小儿眼睛防护知识,有些内容虽然现在看来已是常识性的老生常谈,但在当时还是有先进性和积极意义的,对儿童眼睛和视力的保护起到了积极作用。

《银海新编(点药总论)》总结了眼科多种外用点药的制法,比如制药甘石法、灵砂成分法、配齐丹头法、加减丹头法(此法包括了经典的对合丹、四六丹、三七丹、二八丹等)、制阳丹法等。种类繁多,工艺各异,呈现了民国时期外用点眼药的炼制水平。

《眼科辑要》主要内容包括五轮理论简介、五轮虚症总辨与各经虚症主治药品、五轮实症总辨与各经实症主治药品、经验药方汇列、杂症汇列、内外障和不内外之因总辨。不仅有前代眼科理论和辨证用药的总结,还有作者自己治疗眼科疾病的经验,是一部有实用价值的眼科专著。

《眼科释义》是论述眼科病症和治疗的专论。篇中主要介绍了大小眦病十五症和上胞下睑病八症,而眼科其他类别的疾病都没有列出,因此感觉这只是全篇的一部分内容而非全部,也许是因为作者未能将全部内容刊登在期刊中,也许是因为战乱等客观情况未能将全部内容完成,但这也都是猜测而无法证实,希望通过后续的考证可以找到本章未能选录的部分。

《眼科心矩》是一篇糅合了多种知识和理论来阐述眼睛生理和病理的文章,不仅用到了西医知识、传统的中医理论,还用到了道家、佛家等多种中国传统哲学理论,洋洋洒洒,引经据典,有理论,有治疗,有方药,介绍方药篇幅最巨,对有些药物进行了详细的考证,是一篇内容很丰富的眼科专论。

眼 科 录 要

陈杰干[①]

（一）心脏病症

夫心为七情之主，最难治者也，先宜清心静养，又当审其火之虚实。如大眦赤者，心之实火，宜服决明丸、泻心汤。小眦赤者，心之虚火，宜服补心丸。若大小眦紫赤凝滞者，宜服活血汤。又有大小眦紫血泡结成块者，是心血凝成也，亦宜用活血汤，加犀角在内更妙。

（二）肝脏病症

夫肝开窍于目，目得血而能视。若肝血亏欠，则肝火炽盛，而目之害不浅也。如黑珠红痛，服决明丸、清肝汤。如有星翳，服清翳饮、四神丸，兼点八宝膏。黑珠凸起胀痛，服泻肝汤、通利丸，二服。又云：黑珠红赤，肝火也。黑珠累起，肝气盛也。红赤肿胀，风热盛也。肝经火盛，白珠亦红赤，肿痛甚者，先用围药散之，随服通利丸，兼服芍药清肝汤，次服决明丸。如不甚痛者，单服决明丸，不必服通利丸，用玄明膏点之亦可。然必痛势回，方可用点，如黑珠有白翳，服枸杞丸。

（三）脾脏病症

夫胃司受纳，脾司运化，故人以脾胃为主，若脾胃失职，则胃病、脾病，气亦痛焉。此目所以有疾，如眼珠不红不痛，而上下眼皮肿胀，须服通利丸一二服，次日服决明丸，兼服清肝汤。如眼皮湿烂，是脾胃湿热所致，先用洗药，随服决明丸、泻湿汤，愈后脾胃常调，服理脾丸，依法治。或湿烂不止，微微艾灸鱼尾三四壮，即将膏药贴之。又云：上下发肿，而眼珠不红者，风入脾胃二经，因肉腠不固，所以皮毛不密，又加七情内移，而为胃气惫之源，故目之上下左右俱病，当服驱风汤，如白珠亦红赤肿胀，即以前后肝肺治之。

[①] 陈杰干：民国时期医家，曾在《中医杂志》连载眼科专著《眼科录要》。

（四）肺脏病症

夫肺为华盖，主一身之气，若外感五贼（风、寒、暑、湿、燥也），内伤七情（喜、怒、忧、思、悲、恐、惊也），或多食膏粱炙煿等物，则肺热而目生鸥泪红痛矣。如白珠红痛壅起，服泻肺饮，通利丸二三服，次服决明丸。如白珠淡红色，羞明怕日，七情饥饱，房劳所须，伤服清肺饮、益肾丸，兼点玄明膏，必久治而愈也。又云：加白珠红起，肺经之火也，当服清肺饮。若白珠累起肿胀，火邪盛之故也，宜服通利丸一服，次日服决明丸以清之。

（五）肾脏病症

夫肾水为一身之根，能节房事，则五贼不能外攘，七情不能内伤，脏腑安和，虽遇所感，而无害也。倘肾水亏欠，则五火炽盛，日久不能治矣。先要清心寡欲，兼点药服药，积久有效，如取效太速，或服寒冷之剂，其目必坏，可不戒哉。故凡昏昧若蒙蔽者，宜服养荣汤、益肾丸。又云：瞳人散大，或青红绿白者，俱为不治之症，如初发黑花，瞳人或淡绿白色者，急服《千金》磁珠丸，夜间兼服在斛夜光丸，服此丸药，必静养节欲，方如法医治妙，先服养荣汤十数剂，后即服丸药。

（六）头风

头风有数种，雷头风、偏头风、厥阴血虚头风、痰厥头痛是也。雷头风是风寒入于顶颠之上，所以满头作痛。患此者，屡多害目，轻则损一，重则双盲。急投柴胡稿①本饮，用葱白炙，或用药条熏，偏头风是或左或右，分气血治之，左痛服养荣汤，右痛服调气汤，痰厥头痛服清痰饮。

（七）瞳人散大

瞳人属肾，若肾水坚固，则人之气聚而不散，肾水不固，则相火炽盛而神水散大，变而青红绿白矣。此症有四：一因多食辛辣炙煿等物所致，服调气清火汤、益肾丸。一因头风所致，随前头风等症用药，数症若神水初变，淡绿淡白者，犹可医；若纯绿纯白者，终为废疾矣。又有一种散大与黑睛，一统者，不治。大抵内障、房劳之所致最多。

---

① 稿：疑作"藁"。

(八) 瞳人细小

夫阴阳无偏胜，苟阴平阳常，则无细小之病，若火强搏水，则水实而目收其患，按神水紧小，积渐之至，竟如芥子许，此乃阳搏阴之症，肾火旺而肾水衰也。初起时急服抑阳散、清肾益阴丸以治之。又云：目如针者，乃强阳搏实阴之症也，盖人房劳太过，积渐竟如芥子，治法当抑阳缓阴，勿宜助之，宜服抑阳酒连散、缓阴丸，此症中年尚可治，五十以外，但可使之不失明耳，然亦难效，必静养服药，则庶几焉。

(九) 白翳掩睛

凡人两目白翳掩睛，皆血为邪朦，凝而不行之病也。如白翳兼红赤，先治其红，后治其翳，当用前肝经之剂，禁不用寒药。如但有白翳而不红赤，当用拨云汤，兼服四神枸杞丸，又用牛黄八宝膏点之。

(十) 眼皮湿烂

上睑属脾，下睑属胃，眼皮湿燥者，是脾胃之气不调，湿热之邪上攻眼目所致。初时轻者，用清热泻湿汤，兼服决明丸。久而重者，用前脾藏泻湿汤、消湿理脾丸，必用小艾火灸五七次方愈，灸二日后，用膏药贴之。

(十一) 眼睑红赤

凡眼皮翻转红色，此阳明胃经之火，乃平日饮酒过多，而好食辛辣之物所致也。宜服清胃汤，兼服平胃散。

(十二) 眼珠腐烂

凡人火眼，或珠腐烂者，是平日好食炙煿等物，饮酒过多所致也。已烂者不治，若初烂者，急服清热解毒汤，随服解毒清火丸。又有小儿眼支上下翻红腐烂，脓水不止，亦平日多食炙煿湿热之物，以致脾胃不调，当先治其湿热，后理其脾胃，用除湿清胃汤，后用理脾养胃散。若湿重者，宜灸中脘五七壮，兼灸鱼尾三四壮。或又患疮毒湿烂者，即以疮法治之，当用解毒散。

(十三) 眼皮生瘤

凡目上下睑生一核，是瘤也，此脾胃痰气所致。上睑属脾，下睑属胃，若结小核，红而自破，不必服药而愈，若坚白不破，久则如杯盏如升许之大，成为瘤矣。先用细艾火灸三四次，将膏药贴之，随服消痰饮。瘤有三种，有血瘤,有痰瘤,有痰气瘤,白而硬可灸,血瘤色红紫不可灸。又云:按目上睫生瘤者,手少阴心脉,足厥阴肝气,混结而驰发也。初起时,如豆许,有气血不足,遂止不复长,亦有久止而复长,或用刀法治之。愚用灸法无失,将艾如半粒曲大,置患处,灸三次,作膏药贴之,脓出即愈,兼投防风散结汤。大则不可灸矣,慎之慎之。若生下睫者,手太阳、小肠受邪也,加藁本、蔓荆子。灸时要仔细,先令病人紧紧闭目,将粟大艾壮,置上灸之,又不可多灸。或有一种不红不痛,惟目珠胀突之甚,此肝气不足,火旺使然,平日饮酒多,而食炙煿之物故也。用平肝清火汤,兼服清痰泻火丸。

(十四) 扳睛胬肉

大小眦有红筋者,扳睛也;白珠生瘀肉者,胬肉也。此二症各有来源。扳睛病发自心,或劳心过度,或食辛辣炙煿等物所致,用泻心汤、决明丸、玄胡粉膏子。此症发于大眦多而小眦少者,盖枝蔓所传少而正受必多也。胬肉症发自肺,其肉高起而色白,此辛辣炙煿之气,结聚于肺,用泻肺饮、保肺丸。又云:按大小眦生黄赤脂,横侵黑睛,渐蚀神水,俗名扳睛,此邪客于足阳明之脉也。或兼锐眦病者,此邪客于手太阳小肠之脉也。小眦必轻于内眦,宜用清火去翳药。又有白珠上生瘀肉者,此肺经实毒,用清肺饮以治之。

(十五) 目昏

凡人两目瞳人不损而昏,眊不见者,此由平日酒色过度,或生剔症而多服伤血之药,以致精血不足、阴气下陷也,宜用升阳养荣汤,或加减益肾丸。

(十六) 雀盲

按人雀盲,昼视通明,夜视罔见,虽有月色火光,终为不能睹物者,此阳衰不能抗阴之病也。盖脾胃肝肾,因七情受伤,则阳气下陷,而脏腑阴气独盛,故阳不能胜阴也。宜服养荣汤、益肾丸、决明夜灵散,并镇阴升阳之药以佐之。又有能远视而不能近视,能近视而不能远视,皆生禀使然,亦难治之症,定志丸、地黄丸服之。

(十七) 拳毛倒刺

此因眼皮宽纵,拳毛倒入,以致内生翳膜,外多眵泪,先用夹去眼皮,然后施药,如不用夹,竟钳去拳毛,后用点药煎剂。若火重翳轻,先清其火,清火汤。若翳重无火,竟服去翳药,消翳汤。及点药,并将前五脏参用之。又云:拳毛倒刺者,是心、肝、小肠三经受邪,则阳火内盛,肺金为火克,受其克者,必衰。一则阳气外行,故目之上下睫宽纵而不收也,或以钳去毛,或以竹板夹去眼皮。若生翳在内,当先钳夹,方用煎药、点药、丸药,而兼治也。夹法用竹板如骨簪大,劈开,一头先扎紧,夹上方,扎后,一头看眼皮宽急以合,得眼为度,夹用在夏秋日烂速,用在冬日烂迟,倘肉烂去少少带些,将剪刀去之亦可。

(十八) 漏睛

大眦有一孔,如针,出脓血不止者,此小肠湿热,邪气积久逆行之故,服泻湿汤、燥湿丸。又云:是症有一目独病,有二目俱病,目属肝,内眦属膀胱,湿热积久,故有此病,服泻经汤、解毒丸。

(十九) 损伤

凡人目被损伤,若大小眦紫泡凝滞者,服活血汤。瞳人伤者,急服镇肾丸,兼服活血汤。

(二十) 伤寒后目疾

凡伤寒愈后,两目昏花不见者,盖因阳气下降,而不能上升故也。禁服寒剂及发散药,宜服补中益气汤,兼服参芪固本丸。

[干卿按]伤寒愈后,或有目复火病者,以其清阳之气不升,而余邪上走空窍也。如癮涩赤胀生翳者,皆以前法治之,如但昏而不见者,用人参补阳汤、加减地黄丸主之,最忌者苦寒通利之剂。

(二十一) 小儿斑疹后目疾

夫斑属风热挟痰而作,自里而发于外,理当散之,切不可下。但疹属热与痰在于肺间,宜清肺火,降痰浊,或解散出汗,亦有可下者。癮疹多属脾,隐隐然在皮肤之间也,若发则多痒,此因余毒不解,所以上次眼目,宜服消毒化斑汤以清之。又云:发斑留热在胃中,或服热药过多,胃热焦烂所致。发斑切不可发表,与诊不同,若汗之重令开泄,增斑烂也,如赤斑五死一生,而黑斑十死一生。又云:小儿斑疹后,余毒不解,上攻眼目,闭久不开,眵泪俱多,轻者生翳与风热之病稍同而异,宜消毒化斑汤主之。此非专于目,治斑亦妙。但五六岁以上,可用点药,五六岁以下,难以施药,重者服消毒饮,轻者照大人生翳治之。

(二十二) 小儿疳症害目

小儿疳症,皆由饮食失节,饥饱失调,以致面黄肌瘦,重则死,轻则害目,患此勿治。其目竟有盲者,是宜急服消疳丸,后服理脾丸,须忌鱼腥、油面、炙煿等物。又云:当先泻其积滞,后理脾胃。又云:小儿每以疳为患者,盖饥饱失时,日远不治,遂生目疾,为阳气下走,阴气返上也。当进升阳降气之品,茯苓泻湿汤、升麻龙胆饮主之。又云:小儿疳症,如身体瘦弱者,取蟾酥,以朱砂、麝香为丸,如麻子大,每空心下一丸,以去其疳气也。

[附五疳头诀] 五藏停积生五疳,五疳之形不一般,五疳之名又各别,惊风气急积多端。

心疳名惊其面赤,壮热憎寒形体瘦,四肢不仁口鼻干,泻痢无时黑青色。

肝疳名风其面青,白膜掩睛泪出频,面合地卧揉口鼻,发穗毛焦癣遍身。

脾疳各积其面黄,肚大青筋嗽不常,饮食不消吃泥土,痢下频频兼脱肛。

肺疳名气其面白,口鼻生疮时气逆,浑身燥热饮食少,吐血吐痰犹喘息。

肾疳名急其面黑,手足如水兼吐逆,背脊如锯齿牙断,泻痢蛔虫兼米出。

(二十三) 小儿闭目

凡小儿闭目,日久不赤不痛者,有二种:一种由饮食伤脾,而脾气下陷,不能上升,宜服升麻葛根汤;一种出痘时闭目不开,此余毒不散,上攻眼目也,宜服犀角消毒汤。

(二十四) 男妇白赤

凡男妇两目不赤,惟泪出涔涔,羞明怕日,此固血虚之故,不可用泻火之剂,以养血为主,宜服养荣汤为是。

(二十五) 孕妇眼痛

此治孕妇害目者,不必拘泥其红痛翳膜,当先安胎为主,而略带清火之剂,切不可用通利丸,并决明丸等药。惟宜安胎清火汤以安之也。

(二十六）治眼心法

夫治眼勿轻投寒剂，固是要法，亦当审其致病之源以治之，如喜酒者，徐徐戒其酒；好色者，缓缓戒其色；暴怒者，戒其和平，否则勿治。

凡医家治目，不审其何脏所发一概用药，倘药味乱投，而不识病源，未有不致祸者也。宜察其一脏所发，重于他藏，必先以其重者治之。若心藏受病，而投以肺经之药，虽服百剂，于心何与哉。

凡目翳膜未净，切不可用刀割，目得血而能视，刀割则伤血，亦不可用火灸，翳膜生自肝火，以火灸之，是以火攻，火不异火上加油，为害岂微哉。宜服药于先，点药于后，则其病渐退，其根渐除，而不复发矣。

每日点药，须在午后点起，盖人身阴阳，与天地同，子时一阳生，午时一阴生，上半日阳升之际，火亦升焉。若用点药犯之，其势难遏，午后属阴，方宜点药，点时须坐定，闭目稍久为妙，又不可妄想多言。

(二十七）用药心法

凡目赤痛热壅者，当活血去风，带凉药四五剂，或十帖而已，不可早用龙胆草、黄连等味，先宜黄柏、黄芩等清火，防风、薄荷、荆芥、当归等散血，后用肉苁蓉、白术、茯苓、麦冬、甘草等补虚之品，以安藏府，加以点药，病根除而不复发也。若不安藏府，虽有一时之效，病根在内，而必复发矣。且额不爽时，切莫点药，爽时即点，病渐去而赤不生。此用药之心法也。睡时服药点药，火不升而病去速，若不服煎药，火即升热愈炽矣。

(二十八）复发心法

或翳膜未净，因怒气击伤而发者有之，皆用煎药点药，以补虚为最要，切莫用刀针挑割，以伤精血，又切莫艾灸于翳膜未治之先。

(二十九）忌养心法

凡大蒜胡椒、炙煿辛辣煎炒等物，一切宜戒。日则优游坦然，夜则高卧凉枕，无饥寒疾苦，无酒色恼怒。心不动矣，心不动则服药有效，而目自明矣。

（《中医杂志》1924 年 6 月）

目 疾 概 论

傅步兰[1]

夫人瞽目，最为毕生不幸之事，而一般偶患目疾，因不知疗治，及疗治失宜，致成瞽目，则其困苦不幸，尤觉伤悯。而晚近数十年来，欧美各国政府与医学会，渐知目疾之害，酝酿之力，足致目盲。故竭力考求疗治及防备目疾方法，撰为书论，刊布民间，俾人尽皆知晓，从事防范，其法特善，殊可师法。然而中国国家，平日对于瞽人境况，不甚注意。兼之中医于目症一门，亦无讲求，致患目疾之人，皆委诸毫无学问、手术卑劣疡医之手，故中国瞽人之数，以各国四百人中有一瞽者例之，固已无虑百万，而兼不应瞽而瞽者言之，盖逾百万，而在百数十万矣。仆于壬子之秋，奉家君之命，来沪创办盲童学堂，专为教养瞽目儿童，而于瞽童进校之时，辄延医士验视目疾，而诸生之中，颇有因疗治延迟，或居在乡偋，未知救治之法，转为瞽目，其情殊堪哀怜，故不惜余暇，检阅西国防范目疾诸书，择要译成是篇，以备劝告华人，知所救防。而诸君子阅斯篇者，望转示于人，或传告妇孺，设得人人尽皆依法预事防范，则于民间，苟少一瞽人，即于国家多一壮丁，其于国家前途之为益，岂鲜浅哉。

（一）婴儿胎炎（一名眸胎炎）

婴儿发生目炎，其原因大概根于母体淋症，或白带之病，亦有由于稳婆手秽不洁，及用秽浊之巾，擦拭儿面，致微秽入目发作，令目珠疼痛现红，渐而目皮涨大，流出白质脓汁，日久便瞽。其症之危险如此，然而世人恒等闲视之，以为由于母乳肝火所致，而不知为目中微秽发作之故，早不求治，待至脓疵糊目方始延医，则医士虽欲为力，殆难回天，其不瞽者幸耳。胎炎发现之期，多在产后一二日，最迟至二礼拜，故婴儿父母，于此时期，宜时常留心

---

[1]　傅步兰：英国传教士傅兰雅之子。1911年傅兰雅在上海虹口与人共同创办盲童学校，1912年傅步兰结束学业后抵沪，主持盲校校务。

察看儿目，如见目珠现红，即宜延医为之疗治，则其为患尚轻，易于救治，不致于瞽。然终不若预为防范，于婴儿初生之时，用银水一滴（即银养淡养水，一名氰强矾药）点入儿目中，便能灭此秽毒，不复发炎。其法为德国医学博士克戾克氏所发明，克氏为德京产科医院院长，其所收生婴儿目中，皆点此一滴银水，而其效果，则因点此一滴银水而仍患目炎者，千婴中仅一儿也。夫克氏新法之成效既著如此，即自新法发明以后，至于今日，欧美各国采用其法，因而婴儿得免于瞽者，曷只数万。然其始行之时，妇人有点药用法失宜，致儿目红痛，此不过一二日即愈之症，乃其舐犊情深，昧于事理，竟因之不忍复为点试，兼之在昔医学未甚昌明之时，凡生而瞽目，以及婴时损目，流俗皆以为疢，由于婴儿父母身患杨梅，治除未净，余毒遗传子女之身，遂有斯疾。而据近医详细考察，则谓杨梅余毒，遗传子女之身，力固足令其损目，特瞽目之原因甚多，并不尽缘梅症，故身患有梅症之人，理宜就医疗治，令毒除尽，庶免生育瞽目软弱之子女，而子女不幸患染目疾，亦宜早为延医疗治，以免失明。岂可局蹐陋俗，因循延误，致令子女抱恨终身。然而拘于体面之人，每有惑于旧说，坐视其子女目疾蔓延，而羞于延医一视者。风闻中国亦有此种风俗，生有瞽子之家，辄不欲人知晓，亦不欲延医诊治，卒致害事。世所谓握粟失困，其害若此者，岂非痛事哉！

目炎发生之状，初则目皮内衣发红，睛睑之间，若有砂粒，摩擦甚痛，既而脓泪簌流，睫毛粘连，张视不便。此症日久不治，便能失明。其脓汁传染甚速，如右目患炎，脓入左目一二日后，左目便炎。故患者虽已延医疗治，而对于起居饮食一切，尤当注意，寝室窗门，时常开启，令空气流通，勿得滞塞，右目患炎，寝时侧身右向，右目贴枕，疵流枕上，则左目便可免于传染。净面之时，先用细软之布，或洁净棉花，蘸浸热水，将疵擦尽，然后洗面。其碗箸、茶杯、羹匙、毛巾、手巾之属，用后须在沸开之水烫过再细涤洗。清心静坐，勿食辛辣之物。毛巾、手巾，宜自备一份，勿与他人共用，以免传染于人。苟患疾之人，能慎防若此，加之医士疗治之功，则其疾之愈也，自不难指顾间矣。

（二）赤眼（一名晬粒炎）

赤眼一症，与目炎病态仿佛，不过赤眼红在目珠，而疼痛难忍，脓泪时流，及传染力更甚耳。尝谓学校工厂，凡公共之房舍，最为传染之地。故居于此项地点或游历者，当留心慎为防范，免致传染。特其难处，则人多忽略，不肯深信传染之事。即如患者疾愈之后，对于病时所用各物，多不能依法洗净，且遇嘉宾惠顾，即以此不洁不净之杯碗巾箸应客，以致每有极力防范之人，竟于不知觉间，染受赤炎之症，真冤事哉！夫赤眼目炎之症，其传染之速力，防御传染之方法，既详叙于前，而其尤要者，则一得此症，宜即赶紧延医疗治，因决无坐待可以自愈之理。其用清凉之剂，亦未合宜，若任其酝酿日久，赤筋贯瞳，阻塞光线，便瞽不视矣。西医治赤炎之法，用铜绿与水溶化，按时滴入目中，疾轻二三日即愈，重不过半月二十天。其简而易治若此，人犹惮而不为，日夜受夫无妄之痛，甚至不幸因而失明，岂非孽由自作。其在美邦政府，取缔目疾最严，凡患目疾之人，皆须至卫生局报告，而由各洲入口船只，皆必严查，乘客之中，苟有患染赤炎之患者，既不准登岸，并按其情节轻重，科罚船主，以为不慎省察舟客之罪，其罚虽觉过当，然于消灭赤炎，其裨益实大也。

（三）外伤损目

外伤损目，缘由甚多，若刀翦花炮，碎块玻璃，击铁火星，锯木木屑，劈柴木片，与夫寒冬围炉，煤炭星火之属，击射目中，皆能受伤，以致失明。故游历工场，及遇工人工作之时，最忌近前看视，与之攀谈，盖如工人握锤击铁之时，与之言谈，则其分心酬答。击打之间，偶一失宜，火花四射，飞入目中，即成重伤。虽云飘瓦出自无心，然而推诸祸源，岂非咎由自取。然苟避之，犹复不幸木片屑火之属，不速而来，击损目珠，则宜紧闭伤目，用洁净棉花抚目上，撕白布条斜式扎之，速即赴医院疗治之。其未伤之目，亦须小心保护，不可行远路，作重力之事，及看书阅报，皆宜少为之。若医士上药之后，苟目伤不甚疼痛，亦须连续延医治视，直待全愈为止。若吝医金药资，因一时觉伤不甚疼痛，便不延医，则伤症反复，伤势转剧，伤目固瞽，即其未伤之目，恐亦难免于失视也。幼童小儿，对于以上各种应防之处，其告诫之责，全在慈母，而沙槃弓箭，气枪之游戏，亦应告之，勿握沙向耍伴对面相扬，勿以弓箭气枪向人面部击射。盖此种逾分之游戏，儿童因而致瞽，颇不乏人。而揆夫玩童贾祸之由，则慈母固不得推诿其不知告诫之过也。望世之愿为贤母者，于此三致意焉。尘芥眯目,急疗法用手提睫毛,使目皮高离睛珠三四次,则泪出沈[①],尘芥便可因泪转至两眦。如法不验,可审其芥粒之处,将目皮翻转,用洁净软布擦出之,苟不应手,则可延医治之。

(四) 小儿疳积(一名睟疱炎)

小儿肠胃柔脆,早不可饥,晚不可饱,衣服随时,自不生病。若饮食不节,寝起不时,瓜果糖饼,任意吞食,过饥过饱,最伤元气,皮黄肌瘦,变成弱症,是之谓疳。贫寒之家,院宇堆积,器皿不洁,寝室塞不通风,以及米饭粗糙,菜蔬菲薄,小儿居恒食之,亦足成疳,且日久不治,多致夭折,并损目光,羞明怕日,闭目不张,睛球生翳,渐积厚大,终致瞽目。治法延医之外,可备一暗室,令儿坐卧游玩其间,三餐按时送与,勿令过饱,日久身体复原,则目疾自可渐愈矣。

(五) 淋热与红热症

淋热与红热二症,大略相似,可并言之,其症初起时,畏明怕日,目赤生疮,疼痛最为难忍。而疮蔓生延及瞳人,遮掩光线,便不视矣。又或睛上生翳,渐厚蔽光,睛珠便随翳凸出目外二三分,谓之旋螺翳。若此皆不治之症,故于症初起之时,宜谨慎保护,居于暗室,勿见日光,延医诊视,日用硼砂水涤洗两目,即病愈之后,亦宜时戴黑色眼镜或黑纱眼罩,不可看书阅报,及望距离较远之物,以免有损光线。

(六) 睛珠变质(一名瞭体炎)

世有两目视物不清,渐至恍惚,仅见人物若一黑影,不能分辨头面,而瞳人亦变成暗白质,若毛玻璃骨类之色,日久瞳人渐变阔大,状若黄豆大小,色亦由暗白质变为透明色,终变成黄色,至此虽昼夜不能分辨,是之谓睛珠变质。其病症原因,且由于梅毒,据医士考察,大概儿童自四岁至二十岁,患此症者,居百分之九十为由父母遗传,而百分之十,则由痨症。与儿童由外界传染之梅毒,如身患梅症之人,与儿亲吻,及小儿用其茶杯、手巾之属,皆足为传染之媒介。治法:初现时用碳碘溶为淡水,按时内服,清血驱毒,毒尽目便保全,不致损坏。是以身体健壮与未患恶疾之父母,对于子女,固当谨慎防护,免致外

---

① 沈:疑作"尘"。

界之传染。即或不幸,子女因于遗传与由外界传染,致发现此种病症,理应延医疗治,岂可因其为不道德之恶症,思顾一时之体面,坐成偾事。故在医士方面,对于此种情节,最为痛恨。著书立说,苦口力劝,费尽心机,卒无补救,亦徒扼腕太息耳。而仆于此,綦望华人,勿务虚名,庶求实理,故不惮将各症详为叙说,俾知病症危险,从事求医,不致误事,设得人能尽明实理,不为陋俗所惑,既知防范之法,复肯延医疗治,则十年之后,中国瞽人之减少,自无限量矣。

[按] 杨梅症传染之媒介,以茶杯、面巾二者,为最多数。上海素号文明之区,其商市之布置,多为内地镇市所效法,即茶室酒楼,布设整洁,外观颇雅。然一究其实际,则杯箸面巾之属,皆不甚洁净。其略知讲究者,则仅用肥皂浣洗面巾,使之洁白,以求观瞻,而不能实事求是,将各巾放于沸水中煮之也。况每日食客擦面,其巾由甲而乙,则只于热水中一蘸浸之,事之危险,固莫若此甚。望其有起而改良之,茶杯不洁之害,据美医士某君言,凡公共所用之茶杯,多不洁净,吾人设以显微镜察视杯缘,则可见层层唇皮,微秽蜗居,苟患有恶疾之人,所用之杯,转而饮之乙,则甲之毒,即由是杯传递入乙之口,而乙感受其毒,遂恹恹病矣。杨梅传染之能力,及其危险若此,而华人辄处之若素,岂非习惯所成。然苟一证明其理,则又未有不惕然知惧者,且洁身自好之人,一旦骤由传染而得斯症,则人必以为花柳所致,岂肯尽信其由于杯中传染之故,是以洁身自好之人,对于防范杨梅,尤其巨敌也。

(七) 斜眼

斜眼上视,虽非疾症,而其状态最不雅观。其原因则大概小儿自二三岁后,至六七岁时,渐知人事,嬉戏好弄,见人怒目斜视,白眼上望,及瞳人逼视内眦,俗所谓斗鸡眼者,皆喜效之。作作不已,则成斜眼矣。其视物必须侧首由外眦角斜睐,而不能迎面正视之也。故父母见其子女效人白眼,宜即告诫责之,使不得再为,万勿因其稚态可爱优容之。盖小儿知识浅,不能分析是非,如见大人面有喜色,无甚责论,便认为其所为合理,则必常作以为欢笑。而其父母此时虽欲禁之弗作,则亦不可得矣。更有一种小儿,因右目便于视,则恒偏用右目,日久习惯,遂专用右目,如欲视左边之物,则必首左向或身左转视之,而左目几成废物,左目机关,亦渐失其功用,睛珠或自腐坏。是以父母对于以上小儿易犯之症,宜随时纠正，勿使习惯成症。然而小儿顽皮，每有背乎父母，致邀伴相戏，以求胜者，故亦应时常留心察视子女之目，如见睛珠有斜视之状，即须带至专科眼医，为之察视睛球，配合光线，戴副眼镜，则庶可由光线将睛珠救正之。盖阮家白眼，虽称佳话，清眸瞭晬，终属端人。而父母欲求佳子女者，岂可不慎之哉。

（八）近视

小儿入学读书，苟校舍不甚修饰，屋壁不常垩新，光不充足，复室重屋，光线纡回，桌椅高低失宜，迎窗而坐，以及俯案读书写字，灯下强用目力，看小字之书，皆足使目光渐成近视。初则视远模糊，继至对面视人，容颜眉目，皆不清晰，盖几与瞽人无别。而于学问之途，亦不复能从事之矣。然而中国积学之士，率多近视，察其原因，则缘从前书塾，对于塾中桌凳光线配合之方位，不甚讲求，而坐凳颇高，间有桌腿腐烂者，即将腐木锯去一二尺，致桌甚低，学童坐颇高之凳，抚甚低之桌，则势必伛偻而俯，读书写字之间，使目光缩短，自不待言。况夫灯下苦攻，牖窗十年，枕间秘宝，字写蝇头，求不近视，岂可得哉！若近来学堂林立，于课室桌凳之配置，已知讲求，惟好学之士，私于寝室读书，迟至夜分，则犹不脱旧习，此其大敝也。夫幼童于俯案读书，及不正当之坐法看书，大率不知其事之足以使目光改变，成为近视，而即成年之人，多有视为无甚紧要，不事防护，虽远视茫茫，则以为他人亦然。初固不料其目之竟成短视，迨至迎面十尺，方始觉察，则已晚矣。至不合宜之读书写书法，如儿童在家庭中，固由父母指告，而入校以后，则其责任，全在校师。因父母无从省察之，故校师宜时常注意各生读书坐法，及平常看书视物之时，如见其持书靠近面部，为不正当之看书法，宜即纠正之，并告其缩短目光之理，则学生苟明斯理，或可自知防备。又如察知某生目光短视，宜函告其家属，为之装配眼镜，庶保目光不再缩短。其在美邦学部，新定校章，每学期开学之先，校生皆须验试目力远近，以待下学期复验比较，如见有短视，则立命配置眼镜，再始进校读书。大学校中，且备有专科医士，为校生验试目光，装配眼镜，其法甚善，深望中国官私以及西人教会所设立各学校，仿照此法办理，至少每年验试一次，则学界于近视一症，自必减少矣。

（九）灯下读书法

昔人有句云：书味夜灯知。盖夜深人静，最助清思，读书得窍，亦惟斯时。是以伴灯攻书,学人不免,雪窗萤火,贫士犹学,然而穴壁漏光,终伤眼力,电火煌辉,亦令目眩。斯惟藉灯读书者,不在乎灯光之明暗,油烟之熏目,而当审于灯光之配置,苟得合宜方位,则虽油灯,其益犹大。况夫煤气电灯乎,用特略论灯下读书法于下。

（1）书室不宜多置桌椅杂物。尤忌各物凌杂无序,最好一桌两椅,左右壁间,设一书橱,窗门擦洗,使无积尘蛛网,地常洒扫,使无弃纸唾垢,则灯光浅耀一室,自多意趣矣。

（2）墙壁宜时加粉刷。使之垩白常新,则白壁反光力大,虽布一灯,而室内明亮,爽洁可人。若杂色之墙,固于目力无甚关碍,不过须具多倍之灯光力,方可与白壁齐辉耳。

（3）煤油、煤气、电灯三者,为近来普通应用之品,惟夜读之人,不必专择各灯之优劣,与光力之明暗,而当细审灯光配置之理,苟应用不能合法,则虽电灯明亮,亦徒伤目耳。

（4）电灯有时灯光骤明骤暗,因风灯泡摆摇不定,油灯油尽,光色暗淡,闪闪欲灭,烛花爆落,光扑扑闪动,凡此皆不宜注目于书,盖光有闪动,视物便无标准,而物景或二或三注视之,最足伤目,是宜戒之。又坐、电车、摩托车以及马车、人力车上,皆不宜看书,其理与此同。

（5）勿对灯忙目而视。

（6）背灯而坐。令登光由左肩斜射而来。

（7）擦拭灯罩。明洁无尘,日一为之。

（《中西医学报》1927 年 7 月）

银海新编(点药总论)

姚梦石[①]

人之百骸,精血流行,莫不于气,为之向导。在此气化之中,升降循环,

---

① 姚梦石：民国时期医家,曾在《中医杂志》连载眼科专著《银海新编》。

皆与天地相应。故上半日阳升之际，火亦升焉，戒用点药。偶一误犯，其势难遏。午后属阴，加以点剂，甚为和谐。然而温凉虚实，宜乎甄别。如白睛属阳，昼痛，点苦寒收效；黑睛属阴，夜痛，用苦寒反剧。即此一着，不可不辨也。且夫点药手续，尤要讲求，世俗咸以大眦为根，殊不知点大眦者，胬肉可除，其他之病，实鲜奏功。不如揭起上弦睑，以药播入，紧闭片刻，使药力周围散漫，庶几有验，至于磨翳，必倚翳点之，随其上下，不可闲散。翳得消去，或因未净，乃由怒气击伤所致。治在内外兼顾，禁用刀针挑割，如误损其血，目失荣养，其光亦失矣。

云湖氏云：上药之时，令患者坐定，除妄想，戒言语，闭目凝神，以安藏府。而障有新久内外，厚薄老嫩，药分轻重缓愈，锐利和平，下列数方，悉心研索，临症施治，自有左右逢源之乐，毋得醉心于龙宫海上为奇哉。

（一）药制甘石法

黄柏、甘菊、薄荷、黄芩、木贼、防风、赤芍各二钱，黄连三钱，归尾二钱半，细辛、黑山栀、荆芥穗各钱半，用童便三碗，浸铜盆内，春夏一日，秋冬二日，以净棉布滤去渣滓，取清汁，分作三碗，再选上甘石四两，打碎，放阳城罐内，煅令通红，淬在药汁碗中，捞出再淬，至第三次末一碗，须浸一宿，退火气晒干研末听用。

（二）灵砂成分法

制甘石一两，铜青钱六（黄连醋煮），硇砂四分（水醋煮），乳香六分（打碎，布包悬风处一宿），共四味，再用黄连水浸过晒干为之丹砂。

（三）配齐丹头法

川连、白丁香各三分，明矾（煅）、牙硝、薄荷（晒研）、硼砂各二分半，朱砂、胆矾、轻粉、姜末各二分，黄升、血竭各分半，细辛六分（洗，研），雄黄（一分），共研极细节过加上药（即灵砂）一料，研至无声为度。冰片、麝香各二分，临用时加入，久则恐走气，药力不行也。

（四）加减丹头法

对合丹：丹头五分，制甘五分，制甘石五分，治发歇翳膜遮睛，瘀血相侵，定痛止泪，羞明怕日，见物朦胧者，临睡之际，吹一次，至三五次，其翳膜稍薄,即立。可用乳汁调点。

四六丹:丹头四分,制甘石六分,埋三四年,发歇红丝赤脉附睛,或见白点作痛,不痛即没,羞涩多泪,及薄翳浮云,烂弦风等症,二日一次,俟翳消薄,更用调点和解之。

三七丹:丹头四分,制甘石七分,施于年久眼翳,不拘下生上,或上生下,厚极者可二日一次,并能调以和之。

二八丹:丹头三分,制甘石八分,治眼有淡红筋,赤肿疼涩,略带红白色翳者,可一夜一次。

三一丹:丹头四分,制甘石钱半,时常发歇,红白瘴证,可点可吹。

二四丹:丹头四分,制甘石二钱,无论久近淡翳,或似云雾者,点吹均可。

九一丹:丹头四分,制甘石三钱,治小儿目疾,或点或吹,其药力极为淡薄,至妥也。

(五)制阳丹法

防风、大黄、当归一两,羌活、生地、川芎、白芷、细辛、菊花四钱,麻黄、赤芍、桑白皮、木贼、苍术三钱,黄连七钱,黄柏、黄芩、薄荷、龙胆草五钱,荆芥穗二钱半,栀子三钱,金银花二两,上药各锉碎,用冷水三碗,放铜盆内浸三日,滤去渣滓,取上甘石四两打碎,放阳城罐内煅红,铃出淬药水内,其吃过药汁,倾撒,再煅再淬。如是七次,将甘石收起擂碎,又用新鲜药水,飞一日,晒干研细听用。

(六)制阴丹法

青盐三分,海螵蛸五分,铜青一钱,白硇砂五分,乳香、没药各五分,用黄连三钱煎水一碗,飞过晒干。再加川连、草乌、细辛、薄荷、硼砂、胆矾、雄黄、轻粉、朱砂、血竭各五分,姜粉、明矾、麝香各二分,濂珠、蕤仁各四分,共研细末,筛过入磁罐内以黄占封固。

元字:治一切红肿初痛。阳丹一钱,阴丹三分。

亨字:治翳障红肿,疼痛,赤眼,烂弦冷泪。阳丹一钱,阴丹五分。

利字:治远年外障翳膜遮睛,或痛或泪,怕日,视物模糊,吹一回至次日丹吹,翳膜稍薄,即用乳汁调点,自能光明。阳丹二钱,阴丹一钱。

贞字:阳丹三钱,阴丹钱半。

(《中医杂志》1930 年 9 月)

眼 科 辑 要

刘琴仙[①]

吾家藏手抄医书颇夥,或自行编辑,或传自外来,今日打破秘传,应将经验而有效者,公之于世,以应社会之需求,兹先将是编贡献杏林,藉以播诸全国,未始非细流之一助也。

一、五轮定位图(图 1 - 1)

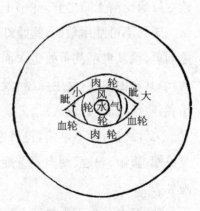

小眦心包相火为血轮,

上胞属脾土为肉轮,

白珠属肺金为气轮,

瞳神属肾水为水轮,

黑珠属肝木为风轮,

下睑属胃土为肉轮,

大眦心君火为血轮。

图 1 - 1 五轮定位图

五轮定各经之部位,五行之相生相克一有失宜,则病生焉,发于外,显而易见也。今诸书复详八廓以主六腑,命门胞络,部位于风轮,分八卦,此微妙奥之理,繁深远引,茫无适从。且风轮已属肝,而复分各经之所主为八廓,于瞳神血肉等轮,何独不然。盖目通十二经络,惟在医者体认五轮受病之根由,对症投药之恰当,不较为简赅之要诀乎。兹将八廓删去,诸症详于五轮,

---

① 刘琴仙:民国时期医家,翁源中医研究社社员,编辑,曾在《杏林医药学报》《医林一谔》等杂志发表文章,并在《杏林医药学报》连载眼科专著《眼科辑要》。

使阅者明而且易。

此篇将各经病症详载五轮，均附药方，以期医者之便览，虽症有层出不穷，亦不过因其法而变通之一。诸书详载七十二症，问答辨症论方，诸多穿鉴，兹不载入。

眼科诸书所定丸散，恐难执一，盖目因五脏六腑之受病，由内而发外也。虚症当以温暖峻补，愈后或药酒，或丸散，随时加减也。实症当以清解发散，愈后不宜多服，恐伤元气也。此书已于分类虚实各症详立药方外，另载经验药方七条，因其屡试屡效，故录之，余俱不载。

三阴三阳，诸书尽详其目，兹统载肝、肾、肺、脾、命等经，受病于五轮之部位，以取简便。

诸书多用歌诀赋论，症之百出不穷，乐之专主兼治，岂章句所能赅乎！读之反启泛滥无归之弊，此书不载。

眼科不可乱用敷药，胞睑红肿、血筋流泪等症，偶有用败毒清散药青敷之即愈，缘其毒不甚重故也。而人每恃此以为神奇，不知症轻者可施，症重者，恐其毒由内攻，反生点膜，及田螺、蟹眼、鸡冠、蚬肉等重症，且有竟成不治者，敷药之法，宜戒之。

刀针之法，切不可信，盖目生翳膜，须眼药以治其根。若色带光滑磁白，及田螺、蟹眼、鸡冠、蚬肉等重症，妙药或可取效，如用刀针，贻害不浅，悔之晚矣。

药性，有一味而入数经，可治诸病者，兹仅载其能治目之经，余俱不载。

药性有走某经，于治目疾独不合者，不载。

医家多因白珠红，用生当归凉血，红花散血破血，此肝经药也，血分何干于气分，骨皮清虚热，用以散风热，种种错误，不能备述，宜详辨之。

药品，有内外科不同，及医家常误用，诸书未注明者，卷末特分详之。

药有难觅真者，如空青鼠胆等类，均删去。

目疾有仅聚一经，有一经而传经，有左目传右，右目传左，治法宜看其何经之受病较重。

眼科虚症，不拘气血有亏，多用酒服，取其温暖，引药上行也。

眼科实症，不拘风火痰毒，多兼利水，取其由小便清解也。

眼科虚症，须救瞳神，恐其肾水焦枯，暗淡无光矣。

眼科实症，须防肝胆经，恐其翳膜遮睛，昏昧失明矣。

药之分两不可执一，察其病之浅深，体之强弱，重轻得宜，自无不应验。

点眼之药，治红肿痒泪，翳点筋膜，惟轻者治之，重者难凭，今市售者，胪列各症，功效难以尽信，兹定一方，如法修制，可代轻症服药，亦居家行旅之便用也。

麻痘伤目，法宜以受病经为主，虚症宜和入参芪地芍，养气血，救瞳神，实症宜和入牛蒡、连翘、蚕沙、楂肉、荆芥等，以清毒散邪也。

妇人产后目疾，亦以受病经为主，虚症以参、芪、芍、归养气血；实症以荆芥、条芩散血分风热，如有翳点者，兼治之。

妇科有用荆芥之症，须用穗，黄芩须用完条者，取其兼入血分，专调经水，功更速也。余可类推。

各经药性，均分类载明，其去翳点膜，暨散风痰之品，诸经通治者，另编以备便览。

眼因物伤及水伤，除已伤瞳神不治外，余俱立方载明。

眼愈后而复患者，虚症多因色欲过度，实症多因酒毒上攻，二者为害更甚，其他不能备载。

各经虚实病症，或列一方，或列二三方，服者当照症之重轻，随时加减。如本属虚症，服参、芪、姜、术过多，觉燥热者，当以洋参、茯苓等类平补之品，以易之。实症服大黄、芒硝过多，致泄泻者，当以车前、木通等类利水之品易之，庶免有太过不及之弊。

病有重轻久暂不同，服药有一剂而愈，有数剂而愈，及数十剂而愈，加减当详细参之。

苦寒之品不可过用，今医家动以实症用大黄、芒硝，此药惟胞睑红肿热毒盛者，宜用。若非本经，断不可投，恐伤元气也。

诸方概不用引，症之专主兼治，已于药品定之矣。

眼科诸书，有载一百六十症者，有著七十二症，有定一百八症，大多本乎五行,参于四序,推原已远,取法良难,概不载之。

此书简而赅,明且易,病不一症,医无定方,若因其法神而明之,有乎其人。

二、五轮虚症总辨

目之虚症,受病于肾经者多而难治,其次则脾胃经也,若心肺肝经又次之矣。盖肾主瞳神,血脉之所贯通,津液之所藏,视万物,察毫末,悉此精神之全注焉。其所属主乎水,水亏则火动,水寒则痰生,发而为病也。有昏朦之堪虞,其次则脾胃经之当慎,胞睑主乎土,四轮皆其包含,一有失调,悉为所掩,治亦急也。若心、肺、肝、经等之症,或痒或涩或泪,均无失明之害,调摄之功,自较易矣。

1.(金)肺经虚症　白珠之色,宜白而光泽,肺无病也。色若黄赤,寒痰积滞也。色多蓝黑,风痰上壅也。

主治药品:黄芪,大补元气,蜜炙补中气,固脾土;肉桂,胃补气引火,气味辛温,瞳神散大者忌;党参,补脾土,气虚者宜用,除湿生津液去痰;淮山药,固脾土,补气补血,为药中平和之品;白术,除湿补气固脾土;阿胶,保肺虚咳者宜用,滋阴降火;茯苓,补脾土保肺利水;鹿茸,补气血虚损者宜用,阳中之阴药;干姜,辛散温中,暖胃助气,肺、胃、肾经寒者宜用,瞳神散大者忌用。

治肺经虚症寒痰积滞方:阿胶三钱,党参二钱,白术半钱,陈皮一钱,苏子一钱,干姜一钱,炖黄酒空心服。此方用阿胶保肺,党参、白术补气,陈皮、苏子、干姜化痰。

治肺经虚症风痰上壅方:党参三钱,茯苓二钱,苏梗半钱,陈皮半钱,法夏半钱,薄荷一钱,水煎服。此方用党参、茯苓补肺,苏梗、陈皮、半夏、薄荷去风化痰。

2.(木)肝经虚症　乌珠之色,宜光而莹洁,肝无病也。色若黄者,肝之虚也。色朦混者,郁气伤肝也。

主治药品:鹿茸,补血肝虚者宜用,功力甚大,阴中之阳药;熟地,补血气润燥,脾土虚湿者慎用,填骨髓,生津液;当归,补血活血,肝肾经之要药,第其性滑,泄泻、寒湿者不宜用;黄肉,助肝火,补肝虚,性猛,不宜多用;远志,补肝虚,定心肾气,益智慧;枣仁,安心神,补肝虚,心肾不交者宜用;芍药,泻肝除烦,利膀胱肾经之热;川芎,和血脉,合补药行血,合散药去风;柴胡,发散行气血;蛤蚧,壮阳,补气血,固肾;巴戟,固肾补血,肝虚者宜用;黄精,补气血;女贞子,补血滋阴;益母,纯阳,补气血,妇科要药;肉苁蓉,补火,肝肾虚者宜用;首乌,补肝肾,化痰,阴中之阳药;覆盆子,补血滋阴;紫河车,大补元气,气血虚者宜用;菟丝子,血补滋阴生液,厚肠胃。

治肝经虚症肝虚方(此即四物汤加鹿茸专补血也):熟地三钱,当归二钱(酒炒),川芎钱半,酒芍钱半,鹿茸一钱(酥),炖黄酒空心服。

治肝经虚症郁气伤肝方:用前方以酒芍改生芍二钱,加柴胡、陈皮各一钱五分,以散其郁也。水煎服。

3.(水)肾经虚症　眼科虚症,惟肾受病多而难辨,瞳神细小肾枯也,瞳神散大肾冷也,偏射者心肾不交也,反背者气血两虚也,漏精如浆者肾不固也。若昏矇不痛,其症各有不同,当以诸经参详之。如胞睑发肿,兼有脾湿也,腰痛而倦,并治其血也,顶门头痛,滋水以制其火也,口干舌焦,泻心兼滋其水也。其他各色贯瞳、各风内障等症,不惟水火衰败,兼淫欲过度,此毒气直入,致使经络之不属,百十而不救一,只惟固正驱邪,作一或然之想耳。

主治药品:熟地,补气血,填骨髓,润燥生津液,脾土虚湿者慎用;生地,清虚热,凉血益肝滋肾;鹿茸,补气血,虚损者宜用,阳中之阴药;当归,补血活血,肝肾经之要药,但其性滑,泄泻、寒湿不宜用;龟板,滋阴降火,气禀纯阴,肾气冷忌用;鳖甲,滋阴降火,破癥瘕血块;天冬,滋阴降火,润气生津;麦冬,滋阴降火,润肺除烦,生津清心;知母,滋阴清胃;元参,滋阴凉血泻胃;巴戟,固肾补血,肺虚者忌用;续断,续筋骨,壮阳,补气血;络石,续筋骨,补虚损,其功颇峻,毋以贱而忽之;牡蛎,走筋骨,壮阳,收涩,眼科漏精者合补药用,取其收敛之功;肉苁蓉,补火,肝肾虚者宜用;女贞子,补血滋阴;覆盆子,补血滋阴,健肠益肾;菟丝子,补血滋阴,生津液,厚肠胃;骨碎补,续筋骨,壮阳;五味子,敛心神,止虚咳,瞳神散大宜多用。

治肾经虚症瞳神细小方：鹿茸四钱（酥），熟地三钱，党参三钱，生芪三钱，杞子三钱，杜仲三钱（盐水炒），当归二钱（酒炒），远志肉三钱，萸肉二钱，川芎一钱，干姜一钱，炖黄酒空心服。此方用鹿茸、熟地、当归、杞子、杜仲生津液，党参、生芪、远志、萸肉补虚损，川芎、干姜助其力上行以温散之。

治肾经虚症瞳神散大方：鹿茸四钱（酥），熟地二钱，酒芍二钱，当归二钱（酒炒），杞子二钱，杜仲二钱（盐水炒），茯神二钱，北芪二钱，党参二钱，北味钱半，肉松蓉一钱（酒洗），干姜一钱，炖黄酒空心服。此方用鹿茸、熟地、当归、杞子、杜仲填精益髓，党参、北芪、茯神、干姜暖肾，北味、酒芍敛瞳神，肉苁蓉补火。

治肾虚症瞳神偏射方：顶圆肉四钱，鹿茸三钱（酥），熟地三钱，当归三钱（酒炒），柏子仁二钱，枣仁二钱，杞子二钱，杜仲二钱（盐水炒），远志二钱，五味子一钱，炖黄酒空心服。此方用鹿茸、当归、杞子、杜仲、熟地补肾，柏仁、枣仁、顶圆肉、远志定心神，北味带以敛神也。

治肾经虚症瞳神反背方：此症多不治，初患者用前方加蛤蚧二钱以壮其阳，酒芍二钱以敛其阴也，炖黄酒空心服。

治肾经虚症漏精如浆方（漏精者两嘴流汁有臭味者是）：鹿茸四钱，党参三钱，白术三钱，熟地二钱，当归二钱（酒炒），酒芍二钱，茯神二钱，牡蛎二钱，杞子二钱，续断钱半，巴戟钱半，炖黄酒空心服。此方用鹿茸、熟地、当归、酒芍补阴，党参、白术、茯神、杞子补气，续断、巴戟固肾，牡蛎涩精。

治肾经虚症脾湿方：党参三钱，白术二钱，薏苡仁二钱，茯苓二钱，鹿茸二钱（酥），北芪二钱，女贞子二钱。炖黄酒空心服。

此方用党参、白术、鹿茸、北芪、女贞子补气血，薏苡仁、茯苓利水去湿。

治肾经虚症腰痛而倦方：杜仲三钱（盐水炒），熟地二钱，鹿茸二钱（酥），当归二钱，杞子二钱，骨碎补二钱，络石二钱，白芍一钱半，川芎一钱半，炖黄酒空心服。此方用熟地、鹿茸、当归、白芍补血滋阴，杞子、杜仲止腰痛，骨碎补、络石续筋骨，川芎行血。

治肾经虚症顶门头痛方：龟板三钱（酥），覆盆子二钱（盐水炒），天冬二钱，女贞子二钱，菟丝子二钱（盐水炒），熟地二钱，生地二钱，水煎空心服。

此纯阴之品滋水以济其火。

治肾经虚症口干舌焦方：生地三钱，白芍二钱，知母二钱，黄柏二钱，淮山二钱，阿胶二钱，玄参二钱，水煎空心服。此方用知母、黄柏、白芍以泻心火，淮山清热，阿胶滋阴，生地、玄参以生津止渴。

治肾经虚症固正驱邪方：党参三钱，熟地二钱，当归二钱（酒炒），黄芪一钱半，鹿茸一钱半，附片一钱，玉桂一钱，干姜一钱，炖黄酒空心服。此方用玉桂、党参、黄芪补其气，鹿茸、当归、熟地滋阴，干姜、附片温散以驱其邪。

4.（火）心经虚症 两眦之色宜鲜淡，心无病也，风则发痒，冷则流泪（此症宜用洗药及光明点眼药）。

主治药品：顶圆肉，补心清热，生渴止津；柏子仁，补心润燥，安心神，止瞳神；枣仁，补肝虚，定心肾气，益智慧；茯神，补心神，健脾胃；莲子，性平和，补心虚，健脾胃，清虚热。

治心经虚症发痒流泪方：萝卜干二两，连翘三钱，栀子三钱，黄柏三钱，薄荷三钱，黄芩二钱，白芷钱半，细辛一钱，浓煎每日洗二三次。

光明点眼药（见下药物门）。

5.（土）脾胃经虚症 胞睑宜润泽，脾胃无病也，浮肿不红者，脾胃虚也，肿而发光，光不鲜明者，虚带湿也，胞睑结成点核者，痰也。

主治药品：党参，补脾土，元气虚者宜用，除湿，生津液，化痰；白术，除湿，补气，固脾土；茯苓，补脾土，保肺，利水；黄芪，大补元气，灸补中气，固脾土；肉蔻，温胃，止泄泻，去油用；干姜，辛散，温中暖胃助气，肺胃经寒者宜用，瞳神散大忌用；肉桂，温胃补气，引火归原，瞳神散大者宜忌；莲子，性平和，补心虚，健脾胃，清虚热；芡实，补脾土，清热止泄泻，平补之品；淮山，补脾土，乃补气药中平和之品；薏苡仁，补脾利水，去湿消肿。

治胃经虚症浮肿不红方：生芪二钱，芡实钱半，茯苓钱半，薏米钱半，淮山一钱，川芎一钱，党参一钱，水煎。对黄酒少许冲服。此方用党参、生芪补脾，川芎引而升之，芡实、淮山固脾土，薏米、茯苓利水消肿，治脾胃经。

虚带湿方：照前方，方薏仁倍用，加白术二钱，去其湿，水煎，对黄酒少许冲服。

治脾胃虚症胞睑结成点核方：川贝四钱（调），杏仁三钱，陈皮二钱，苏子钱半，水煎，兑黄酒少许冲服。此方用川贝、陈皮化痰，杏仁、苏子散核。

又方：川贝三钱（调），陈皮一钱（研末），用淡烧酒调冲服。

三、五轮实症总辨

实症之发也，肝惟重。肝属木，木动则风生，木旺则火生，其经多热毒之交加，至有点膜之遮掩，治之诚不容缓矣。若肾属水，水多则寒而少暖，水多亏而少盈，肾不留毒，病无畜乎内，自不发于外，所以实症少而虚症多。至于心、肺、脾、胃，虽多目疾之症，或因风，或因痰，或红，或涩，已不能浸映瞳神，至昏昧失明，较之肝经受病稍轻也。

1. 肺经实症　白珠红者，肺热也，红而紫黑者，热毒也，若有浮翳，或络或点块，或点如串珠，热毒有痰也，泪多流者，兼有风火也，血筋多者，心相之火克也，初红一点，日更加甚，久则目眶俱黑者，咳嗽伤肺也。此孩童多患之症，又有初红一点，日更加甚，由渐昏矇者，忧郁之气上攻也。

主治药品：黄芩，清肺热，白云①红者宜用，合防风、胆草用能散肝胆之热，用枯芩取其上行，妇科多用条芩，能走肝兼调经也；桑皮，清肺热去痰，与黄芩并用治白珠经红；桔梗，清肺热理气，引药上行；竹茹，清肺经热痰，泻心火；杏仁，性破，清肺热，化痰解毒止咳；川贝，清肺热，解毒化痰；陈皮，顺气化痰，去风止咳；连翘，解肺胃毒，清心；厚朴，降气去滞；淡竹，清心肺热，化痰；枳实，降气化痰，去风止咳；枳壳，顺气化痰开胸膈，止咳消积滞；车前，解毒利水，诸经热症宜用；麻黄，去风不宜多用，以其太散也；紫菀，止肺咳，性微敛；橘红，顺气止咳；花粉，清肺胃，败毒化痰；款冬花，润心肺，除烦；马兜铃，润心肺热，止久咳。

治肺经实症白珠红方：黄芩三钱，桑皮二钱，淡竹二钱，连翘二钱，陈皮二钱，蝉蜕二钱（去头足），花粉二钱，薄荷钱半，车前钱半，水煎，饭后服。此方用黄芩、桑皮、花粉清热，陈皮、薄荷以散之，连翘、淡竹均能润肺，车前利

---

① 白云：根据上下文，疑作"白珠"。

水,蝉蜕明目。

治肺经实症热毒方:川贝三钱,黄芩二钱,牛蒡子二钱,花粉二钱,葛根二钱,桑皮二钱,银花二钱,车前钱半,菊花钱半,薄荷一钱,荆芥一钱,水煎,饭后服。此方用川贝去毒,黄芩、牛蒡、花粉、葛根、桑皮、银花、菊花清肺,薄荷、荆芥散风,车前利水清热。

治肺经实症热毒有痰方:石决四钱(煅),蝉蜕三钱(去头足),黄芩三钱,桑皮二钱,葛根二钱,牛蒡二钱,连翘二钱,花粉二钱,滑石二钱,薄荷钱半,水煎,饭后服。此方用石决、蝉蜕去点膜,黄芩、桑皮、葛根、牛蒡、薄荷清热散痰,连翘、花粉败毒,滑石退红利水。

治肺经实热症多流方:黄芩三钱,石决三钱(煅),川贝二钱(调),桑皮二钱,花粉二钱,蝉蜕二钱(去头足),竹茹二钱,陈皮钱半,荆芥钱半,薄荷半,车前钱半,水煎,饭后服。此方用黄芩、川贝、竹茹清热化痰,花粉、桑皮润肺降火,蝉蜕、石决去点膜,荆芥、薄荷、陈皮疏风,车前利热毒。

治肺经实症心相火克方:黄芩三钱,黄柏二钱半,竹茹二钱,桑皮二钱,蝉蜕二钱(去头足),葛根二钱,花粉二钱,栀子二钱,石决二钱(煅),连翘钱半,车前钱半,薄荷钱半,水煎,饭后服。此方用黄芩清肺,黄柏、木通、连翘、栀子泻心相火,竹茹、桑皮、葛根、花粉化痰败毒,蝉蜕、石决去点膜,车前利水,薄荷散风。

治肺经实症咳嗽伤肺方:川贝三钱(调),陈皮钱半,黄芩钱半,连翘钱半,淡竹钱半,牛蒡一钱,款冬花一钱,苏子一钱,薄荷一钱,水煎,饭后服。此方用川贝化痰,黄芩清热,薄荷苏子散风,连翘、牛蒡、淡竹败毒,陈皮、款冬止咳。

又方:竹茹三钱,川贝一钱(调),连翘二钱,葛根二钱,牛蒡二钱,陈皮钱半,苏梗钱半,栝蒌钱半,水煎,饭后服。此方用竹茹、川贝化痰,陈皮、苏梗散风止咳,连翘润燥,葛根、牛蒡、栝蒌清肺胃解毒。

又方:栀子三钱,银花三钱,连翘二钱,淡竹二钱,葛根二钱,黄芩二钱,陈皮二钱,薄荷钱半,水煎,饭后服。此方用栀子、连翘泻心火,淡竹、黄芩清肺热,薄荷、陈皮去风止咳,葛根、银花清胃解毒。

［按］咳嗽伤肺之症，不可过用散药，恐伤肺气，又不可过用敛药，致火郁结，宜以平淡之味投之。

此上三方，初起服之，如红不退，必是白珠全红，眼眶俱黑，而后日见渐愈，盖其风火交炽，克制脾土，俟药力到后，自能取效，切不可误投温散之剂。

治肺经实症忧郁上攻方：竹茹三钱半，黄芩三钱，厚朴三钱，桑皮三钱，川贝三钱（研调），苏子钱半，薄荷钱半，枳壳钱半，车前钱半，水煎，饭后服。此方用黄芩、桑皮清肺，枳壳、苏子、薄荷开胸散郁，车前清热利水，川贝、竹茹化痰去毒。

2. 肝经实症　眼科实症，惟肝受病多而重，治宜急也。初起头痛，两太阳穴及眼眶痛者，宜止其痛。实生点膜者，毒盛也。痛而难忍者，火盛也。羞明怕日，迎风流泪者，风盛也。有因肺胃心相各经而传及乌珠者，治其本经，亦须兼治肝以救其睛也。又有因怒气伤肝而生翳膜，宜平其肝也。因食酒醋、热毒、辛辣而起点膜，宜败其毒也。若胬肉板睛，田螺、蟹眼、鸡冠、蚬肉等症，不外热毒交攻，总当以清解泻肝为要耳。

主治药品：龙胆草，泻肝胆，去点膜，肝胆经之要药，翳膜遮睛者，合防风、犀角、黄芩、蝉蜕、石决、夜明砂等甚有效验；防风，搜肝风散药，平和之品，合胆草、犀角、羚羊角、石决、蝉蜕、夜明砂等能散诸般翳点；犀角，凉肝清心解毒，解虚热，去翳点心相经之要药；丹皮，泻肝胆膀胱之火；泽泻，泻肝肾，败毒利水；木通，泻膀胱心肝肾经之热，解毒利水；木贼，凉肝去翳，怒气伤肝者不宜用，因其性轻浮上升故也；赤芍，平肝解毒破血；羚羊角，功与犀角同，但犀角专主肝，羚羊专主心，心热者宜多用（按：犀角主心，羚羊主肝）；谷精，清头目火，去翳膜，止目珠痛，眼之实症上品；黄芩，泻肝肺胃经之热，治目赤痛翳点均宜，若酒炒用则行之方；条芩，性同黄芩，妇科多用之，取其能调经也；枯芩，性同黄芩，惟其性常升也；苦参，泻肝肾膀胱之火；荆芥，散风邪，搜肝风；荆芥穗，性同荆芥，去妇人血分风、妇人产后风，不拘其轻重，用三钱炒黑调黄酒或童便服，神效，阅者广而传之。

治肝经实症头痛及两太阳穴眼眶痛方：宜服茶调止痛散（详卷末）。如有点膜别症，将后开列诸方对症投之。

治肝经实症突生点膜毒盛方：蝉蜕四钱(去头足)，胆草三钱，石决三钱(煅)，夜明砂三钱(淘)，谷精三钱，防风二钱，生军二钱，黄芩二钱，枳实二钱，葛根二钱，牛蒡子二钱，薄荷钱半，元明粉一钱(调)，水煎，饭后服。此方用胆草、黄芩治肝热，生军、葛根、元明粉败毒，蝉蜕、夜明砂、石决去点膜，薄荷、防风发散，谷精止痛，牛蒡、枳实助生军之力。

治肝经实症目痛火盛方：谷精四钱，石决三钱(煅)，草决三钱，夜明砂三钱(淘)，蝉蜕三钱(去头足)，胆草一钱，黄芩一钱，连翘一钱，生军一钱，犀角一钱，元明粉一钱(调)，薄荷一钱，水煎，饭后服。此方用谷精止痛，黄芩、胆草、生军、元明粉、薄荷、连翘、犀角泻火散热，蝉蜕、石决、草决、夜明砂去膜。

治肝经实症羞明怕日迎风流泪方：胆草三钱，石决三钱(煅)，黄芩三钱，蝉蜕三钱(去头足)，防风钱半，荆芥钱半，薄荷钱半，刺蒺藜钱半(去刺)，木贼钱半，葛根三钱，花粉三钱，水煎，饭后服。此方用胆草、黄芩、葛根、花粉清热，防风、荆芥、薄荷止泪，刺蒺藜、木贼去涩，蝉蜕、石决去翳点。

治肝经实症怒气伤肝生翳膜方：谷精四钱，胆草二钱，蝉蜕二钱(去头足)，夜明砂二钱(淘)，犀角二钱，石决二钱，黄芩二钱，瓦楞子二钱(煅)，防风二钱，薄荷钱半，车前钱半，木通钱半，水煎，饭后服。此方用胆草、犀角、黄芩泻肝火，薄荷、防风散翳膜，瓦楞子破肝气，石决、夜明砂、蝉蜕、谷精去翳明目，车前、木通利水。

治肝经实症多食热毒起点膜方：生军三钱，夜明砂二钱(淘)，蝉蜕二钱(去头足)，石决二钱(煅)，牛蒡二钱，葛根二钱，花粉二钱，枳实二钱，防风二钱，胆草二钱，羚羊角二钱，黄芩二钱，薄荷钱半，水煎，饭后服。此方用生军、葛根、牛蒡、花粉清胃败毒，枳实荡涤肠胃，夜明砂、石决、蝉蜕去点膜，防风、薄荷散翳膜，胆草、羚羊角、黄芩泻肝火。

治肝经实症胬肉攀睛方：牛蒡四钱，瓦垄子三钱(煅)，蝉蜕三钱(去头足)，黄芩三钱，桑皮二钱，连翘二钱，银花二钱，栀子二钱，胆草二钱，薄荷二钱，防风二钱，荆芥二钱，夜明砂二钱(淘)，石决二钱，珍珠钱半，水煎，饭后服。此方用黄芩、桑皮、连翘、银花、栀子、胆草、牛蒡解肝肺胃经热毒，防风、荆芥、薄荷以散之,珍珠、蝉蜕、石决、夜明砂、瓦垄子去胬肉。

治肝经实症田螺蟹眼等方:蝉蜕四钱(去头足),胆草三钱,石决三钱(煅),犀角二钱,黄芩二钱,牛蒡二钱,瓦垄子二钱(煅),青葙子二钱,木贼二钱,防风二钱,车前二钱,夜明砂二钱,薄荷叶二钱,水煎,饭后服。此方用胆草、犀角、黄芩、牛蒡清热去毒,蝉蜕、瓦垄子、青葙子、夜明砂、石决去点膜,木贼磨翳障,防风、薄荷、车前利水败毒。

治肝经实症鸡冠蚬肉等方:牛蒡四钱,胆草二钱,花粉二钱半,黄芩二钱,蝉蜕二钱(去头足),连翘二钱,青葙子二钱,栀子二钱,滑石二钱,石决二钱,木贼二钱(去节),防风二钱,荆芥二钱,白芷一钱,水煎,饭后服。此方用黄芩、栀子、连翘、胆草、青葙子、花粉、牛蒡、滑石泻肝肺胃经热,蝉蜕、石决、木贼去蚬肉等毒,防风、荆芥、白芷散点膜。

3. 肾经实症　肾经虚症多,实症少,水多寒而少暖故也,有瞳神痛而难忍者,此脾胃经之热,土克水也,有瞳神独起点膜者,此木旺水亏也。

主治药品:木通,泻肝肾膀胱诸经之热解毒利水;滑石,清胃热解暑,利水较车前其功更大;丹皮,泻肝肾膀胱之火;苦参,泻肾膀胱之火。

治肾经实症瞳神痛而难忍方:谷精五钱,薄荷二钱,菊花二钱,葛根二钱,泽泻二钱,银花二钱,胆草二钱,木通二钱,水煎,饭后服。此方用谷精止瞳神痛,菊花、银花、薄荷解散脾胃之热毒,泽泻、木通、胆草泻肾火。

治肾经实症点膜遮瞳神方:用珍珠散(详卷末)加胆草、防风、木贼各二钱,水煎,饭后服。

4. 心经实症　心经位居大小眦,去肝肾经位较远,其为不甚有害,且是经受病甚少,大小眦红者,热也,红而血筋浮者,热毒在表也,红而筋沉者,热毒在里也,时流热泪,风火盛也。

主治药品:栀子,清肺败毒;连翘,清肺败毒凉血,兼走肺胃经热;菊花,清心明目,解肺胃经热毒;川连,性寒,泻心相经之火;木通,泻膀胱、心、肝、肾诸经之热解毒利水;茅根,清心解虚热止渴;淡竹,清心化痰;牛黄,清心要药,化痰败毒;郁金,开心窍,化郁结,化痰破血;蒙花,去血筋,润心肺;羚羊角,功用与犀角同,但犀角专主肝,羚羊专主心,心里热者宜用。

治心经实症大小眦红方：栀子二钱，连翘二钱，木通二钱，薄荷二钱，车前钱半，川连一钱，水煎，饭后服。此方用栀子、连翘、川连泻心火，薄荷散红，车前、木通清心利水。

治心经实症血筋浮方：木通三钱，黄柏二钱，荆芥二钱，连翘二钱，泽泻二钱，防风钱半，水煎，饭后服。此方用木通、黄柏、泽泻、连翘泻心火，荆芥、防风散血筋。

治心经实症血筋沉方：羚羊角三钱，栀子一钱，连翘一钱，犀角一钱，薄荷一钱，水煎，饭后服。此方用羚羊角、栀子、连翘、犀角清心，薄荷散之。

治心经实症时流热泪方（用此方内服外洗）：连翘三钱，栀子二钱，木通二钱，黄柏二钱，荆芥钱半，薄荷钱半，川连六分，水煎，饭后服。此方用连翘、栀子、川连、木通、黄柏泻心火，荆芥、薄荷散风。

5. **脾经实症**　上胞属脾，下睑属胃，胞睑红肿者，风火也。红肿带紫黑者，风火而有毒也。泪出如倾，及羞明怕日，隐涩离开，皆风火盛也。胞睑皮肉反出于外，暨肉由内生者，热毒盛也。眉毛倒插，肝脾经之风也。下唇红黑，脾胃经之热也。眼唇腐烂，非痘后余毒，即风邪入骨也，眼眶及两太阳穴痛者，风热上攻也。

主治药品：花粉，清润肺胃，败毒化痰；银花，清肺胃热，解毒；牛蒡，解热毒；连翘，清心，解肺胃热毒，凉血；菊花，清心明目，解肺胃经热毒；葛根，解酒毒，清肺胃经实热，发表解肌；枳壳，顺气化痰，开胸膈，止咳，消积滞；枳实，降气化痰，止咳，去积，性寒主降；薄荷，散风，性凉，凡用去翳膜之药，宜合此以取其散；淡竹，清心化痰，解肺经热；大黄，解胃热，其性直走下而不守，热毒盛者宜用此以泄其毒；石膏，清胃热解毒，眼胞红者宜用，解火毒火伤眼最宜用；滑石，清胃热解毒，利水较车前其功更大；车前，解毒利水，诸经热症宜用；莱菔子，降气化痰；元明粉，消导，性寒，火盛者合大黄用，取其易泄。

治脾胃经实症胞睑红肿风火盛方：葛根三钱，牛蒡二钱，连翘二钱，花粉二钱，银花二钱，枳壳二钱，薄荷钱半，荆芥钱半，车前钱半，水煎，饭后服。此方用薄荷、荆芥去风，牛蒡、花粉、银花、葛根清热，连翘、枳壳消肿，车前利水。

治脾胃实症红肿紫黑毒盛方：照前方除车前，加大黄二钱，元明粉七八分，取其功猛，败毒更捷。

治脾胃经实症泪出羞明等方：花粉三钱，大黄二钱，薄荷二钱，胆草二钱，蝉蜕二钱(去头足)，石决二钱(煅)，黄芩二钱，枳实钱半，葛根钱半，荆芥钱半，木贼钱半(去节)，刺蒺藜钱半(去刺)，防风钱半，水煎，饭后服。此方用大黄、葛根、花粉泻胃败毒，刺蒺藜、木贼止涩，薄荷、防风、荆芥止泪，黄芩、胆草清热，蝉蜕、石决去翳点，枳实助大黄力下行。

治脾胃经实症胞睑皮肉反出外暨肉由内生方：牛蒡三钱，川贝二钱，花粉二钱，连翘二钱，银花二钱，生军二钱，枳壳二钱，蝉蜕二钱，葛根二钱，薄荷钱半，荆芥钱半，枯芩钱半，水煎，饭后服。此方用牛蒡、川贝、花粉、连翘、银花败毒，生军、葛根泻火，薄荷、枳壳、荆芥带散，蝉蜕去翳点，枯芩清肺胃而上升。

治脾胃经实症眉毛倒插方：胆草三钱，牛蒡二钱，防风二钱，木贼二钱(去节)，石决二钱(煅)，葛根二钱，瓦龙子二钱(煅)，蝉蜕二钱(去头足)，车前二钱，白芷一钱，薄荷一钱，水煎，饭后服。此方用胆草、木贼凉肝，牛蒡、葛根解肌，防风、白芷、薄荷散风，石决、瓦垄子、蝉蜕去膜，车前利水。

治脾胃经实症眼唇腐烂方：用明白洗药方(详卷末)。

治脾胃经实症眼眶及两太阳穴痛方：用茶调止痛散(详卷末)。次服解肌清利饮。葛根三钱，淡竹二钱，连翘二钱，牛蒡二钱，厚朴二钱，枳壳二钱，胆草二钱，黄芩二钱，蝉蜕二钱(去头足)，石决钱半(煅)，防风钱半，车前钱半，水煎，饭后服。此方用葛根、淡竹、连翘、牛蒡解肌败毒，厚朴、枳壳荡涤肠胃，胆草、黄芩清热，车前利水，防风、蝉蜕石决，恐生点膜，预以防之。

四、杂症

治物伤眼方(如伤瞳神及伤经络均不治，伤白珠及伤胞睑者用此方)：黄芩三钱，桃仁、牛蒡子、生甘梢、桑皮、贝母、连翘、花粉各二钱，赤芍、薄荷、荆芥各钱半，红花六分，水煎饭后服。此方用赤芍、桃仁红花破血，生甘梢引水，连翘、贝母、牛子、花粉败毒，黄芩、桑皮退红，薄荷、荆芥带散。

又方(治物伤眼生翳膜者)：胆草三钱,夜明砂(淘)、蝉蜕(去头足)各二钱半,瓦垄子(煅)、赤芍、生甘梢、黄芩、桑皮、石决(煅)、牛蒡子、防风、荆芥各二钱,珍珠、琥珀水煎饭后服。此方用赤芍、牛蒡子、生甘梢、防风、荆芥败毒,胆草、黄芩、桑皮治肝肺蓄热,瓦垄子、夜明砂、珍珠、琥珀、蝉蜕、石决去翳膜。

治热水伤眼方(除瞳神已伤,坏者不治余用)：熊胆和上梅片少许内点外涂。取其解散急毒也。

又方(治水伤眼生翳膜者)：用珍珠散(详上)三钱。以木贼、胆草、防风各三钱。煎水调。饭后服。

治火伤眼方(除已伤瞳神不治,先用石膏、豆腐敷胞睑,不可遮盖瞳神,使火气由外出也)：石膏二钱,连翘、生甘梢、牛蒡子、薄荷、赤芍、黄芩、黄柏各二钱,水煎,饭后服。此方用石膏去火毒。连翘、生甘梢、牛蒡子、薄荷、赤芍、黄芩、黄柏俱清凉解毒。

又方(治火伤眼生翳膜者)：石膏三钱,胆草二钱半,珍珠、石决(煅)、瓦垄子(煅)、蝉蜕(去头足)、生甘梢、牛蒡子各二钱,防风、薄荷、枳壳各钱半,水煎。饭后服。此方用石膏息火,珍珠、石决、蝉蜕去翳膜,瓦垄子、枳壳破气血,胆草凉肝,防风、薄荷散毒,生甘、牛蒡子败毒。

益阴明目汤(此方专治阴虚火动,不红不痛,日见昏矇,兼有口干头痛之症)：女贞子三钱,菟丝子、覆盆子、顶圆肉、天冬各二钱,北味十粒,酒芍钱半,炖黄酒。空心服。此方用女贞子、菟丝子、覆盆子滋阴,天冬、顶圆肉生精,北味、酒芍敛阴。

补气丸(专治阳虚目昏,遍身困倦,胞睑虚肿等症)：炙黄芪三钱,鹿茸、白术、薏仁、淮山各二钱,炼蜜为丸,如梧桐子大,每服二钱,盐汤送下,空心服。此纯阳之品,足气利湿也。

清热退红方(治白珠红多血筋者)：蒙花三钱,连翘、木通、栀子、桑皮、杏仁、贝母各二钱,陈皮、薄荷各钱半,水煎,饭后服。此方用连翘、木通泻心,桑皮、杏仁、川贝化痰清肺,陈皮、薄荷散风,蒙花去血筋。

痘科退翳散(治痘后目生翳膜)：石决(煅)、蛤粉(煅)、夜明砂(淘)、谷精各等分,共为细末,每服二钱,用荆芥、牛蒡煎汤调,饭后服。

五豆丹(治痘后痘毒入目并治痘后翳膜):绿豆十粒,黄豆、红豆、白扁豆、黑豆各七粒,五豆将烧酒浸一宿,共研烂,和蜜贴眼胞睑,不可全行遮盖,使毒由外发也。

五、杂论

(一) 内外障及不内不外之因总辨

障者,遮蔽也,内障者,由内而障之也。瞳神色变,不红不痛,或大或小,昏昧失明,即五轮之虚症是也。外障者,由外而蔽之也,胞睑红肿,起翳起点,时痛时痒,隐涩难开,即五轮之实症是也。不内不外者,虚实兼也,诸书内障因七情过度,外障因时欲所感,不内不外,因伤饱失调,起居不慎,或遭击振,或被刺损,邪无定体,语涉突聱,反滋疑惑。盖内障属虚,其病在里。外障属实,其病在表。各症方药,已分类详之。若不内不外,内虚而外实也,每见医家,以补兼清之剂,摄以治点膜之品类,是一病而分虚实之殊途,是一方必致寒热之交敌,殊形驳杂,何能奏效,且一目之为地几何,已数其症于六欲七情等因之由来,复神其说于五轮八廓诸位之应证,徒为泛设,毫无足据。夫目之为疾与内外科不同,虚者见于内,实者发于外,即五轮之定位,望而显然。如必溯三阴三阳致病之根由,非虚何以动火,非实何以生风,悉皆不内不外之症,何有内障、外障之分乎?医当审其虚实,察其先后,因其质之强弱,急则治其标,缓则治其本,治目之道得矣。

(二) 异症宜辨

目有秉受之异者,不可不知。余初治一老妇人,瞳神小如芝麻,疑其肾枯,细看其外,有红有翳,询之两太阳穴有痛,辄用茶调止痛散先服二钱,次用泻肝清肺之药,三四剂后全愈。又治一老人,瞳神大如谷精,疑其肾冷,第带有薄膜遮盖,两嘴微红,用珍珠散加水贼、胆草、防风,数剂后即愈。迨后遇有异症,必要再三察看,详问其由,治无不愈,足征秉受间有不同,医者当时加体认,庶不至误,特附详之,如非胎生细小散大,断不可以寒散之剂投之。

1. 治目间有变通法　余治一寡妇,骤患翳膜遮睛,气轮红涩而不甚痛,此郁气伤肝之实症,用珍珠兼胆、芩、犀角宅下,服之更甚,细询其故,每因悲怆,终夜不寝,辄用生军、枳实、朴硝凉肝去膜等重剂,泄泻后略见困倦,仍以前方投之,日见暂愈,盖其多思不寝,火气上攻,药虽对症,何能相敌。至困倦则无思,无思则躁释,药力到后,其病自减,此偶尔之变,不可为法,非体认真确者,断不宜如此治之。

2. 赤眼辨　传书论天行赤眼,时气流行,应乎少阴、少阳、阳明司天之候,染有重轻不等,或七日,或二七而愈,以火数七,七日火气尽故耳,要分虚实辨六经,此拘虚之说,愈引愈远。盖赤眼者,即寻常之患,或白珠赤红,或胞睑红肿,非肺经之郁火,即脾胃之实热,甚则传于各经,皆五轮之实症是也,治岂有不同乎。

六、附录

决明夜灵散:石决明(火煅)、夜明砂各三钱,研末为散,猪肝一叶,用竹刀批开,用药散三铜钱,放入猪肝内,同蒸熟,空心服。

小儿疳积:草决五钱,白芍钱半,川连钱半,明砂二钱,石决明(火煅)钱半,月砂三钱,金蝉蜕十五只(去头足)。

弱积犯眼者用此方经验多矣:建莲米二钱,淮山二钱,白茯钱半,君肉钱半,石决二钱(火煅),草决钱半(煅),月砂三钱,明砂钱半,枯明砂五分,朱砂五分,金蝉蜕钱(去头足),神砂五分,仙子钱,海螵钱半(煅,去骨),建曲钱,共研细末。

小儿疳积上眼方大便或泻或潮热亦可:饭于术二钱,白茯三钱,炙甘钱半,建莲三钱(去心),神曲二钱(炒),查肉二钱,麦芽二钱半,芦荟二钱(炒去烟),白雷丸钱半(制过),君肉十二只,川木贼二钱(去节),薏米三钱(炒),扁豆三钱,金蜕十二只,蛇蜕二钱(甘草水炒),石决三钱(火煅),蜜明花①二钱,共研细末,蒸猪肝,每用猪肝一两,落药散二钱,或调粥水亦可。

---

①　蜜明花:疑作"密蒙花"。

经验方药门

下列各方数十年来制以济人大有效验,诚治疳积、青盲、雀目、云翳、点膜、风火牙痛之要药也。

珍珠散:谷精五钱,蝉蜕(去头足)四钱,刺蒺藜(去刺)、石决(煅)、夜明砂(淘)、草决、瓦垄子(煅)、车前子各三钱,硼砂二钱,珍珠、琥珀各钱半,共研细末。此方专治小儿疳积,面色萎黄,不思饮食,肚腹胀满,青盲雀目,夜不能视,甚至好食泥沙,日见瘦弱。用此散蒸猪肝,或调粥水,一二岁者每服一二钱,三岁以上者每服三钱,数剂后无不见效,凡眼生翳膜者均可用。

磨翳散:谷精四钱,蝉蜕(去头足)、石决(煅)、夜明砂(淘)、瓦垄子(煅)、草决各三钱,胆草二钱半,木贼(去节)、防风、犀角、黄芩、车前各二钱,共研细末。此方专治翳膜,田螺、蟹眼、鸡冠、蚬肉诸症,服大黄泄泻太甚,翳膜有未净者,宜以此散,每服一二钱,用桑皮汤调,饭后服,重者每日二次。

茶调止痛散:荆子、甘草、原蚕、菊花各四钱,川芎、防风、白芷、薄荷、荆芥各三钱,羌活二钱,细辛钱半,共研末。此方专治风火头痛,目疾实症,瞳神痛不可忍者。须先服此散,用浓茶调二三钱,不拘时服。

清解止痛散:谷精四钱,石决(煅)、夜明砂(淘)、蝉蜕(去头足)、草决各三钱,胆草二钱半,荆子、菊花、木贼(去节)、防风、黄芩、犀角、薄荷各钱半,原蚕一钱,共研细末。此方专治翳膜遮睛及风火头痛、突生翳膜等症。用桑皮、银花各三钱,煎水调此散三钱,饭后服。如热毒甚者,加大黄二三钱同煎。

珠珀明目散:此方专治一切眼生翳膜,痛涩难忍,不拘男妇大小,用珍珠散,加用黄芩、谷精各二钱,胆草三钱,车前、防风各钱半,眼珠痛极者,谷精倍用,眼睑红肿热毒甚者,除车前加大黄二三钱,煎水调此散三钱,饭后服。

明目洗药方:萝卜干、黄芩、黄柏、大黄、胆草、银花、桑皮、连翘各四钱,白芷、薄荷、生甘草梢、荆芥各三钱,细辛二钱。此方专治大小男妇,不拘久暂,眼睑腐烂,迎风流泪,淋痘余毒,流泪不止,用此药煎浓汤,每日洗二三次。

又洗眼药方：银花、大黄各四钱，石榴皮、黄柏、栀子各三钱，白芷、桑皮、薄荷、连翘各二钱，细辛、陈皮各钱半，煎浓汤，每日洗二三次。

光明点眼药（点一切目疾，若遇症须按法，兼服汤药，不可专恃点药也）：丹头三钱（制法详下），上冰片、薄荷、川连各一钱，麝香、珍珠、琥珀、珊瑚各六分，共研极细末，用密绢筛过，分罐贮之，要用时，取一罐，用灯心蘸点胞睑大小眦内，闭目静坐二三刻，药力走散，自觉爽快异常，可代轻症之服药也。

制炼丹头法：用浮水炉甘石八两，童便先浸一宿，取起，内瓦罐内盖好，将泥封固罐口，二三日后开看，其色黄如松花，即以后开廿四味药煎水浸三昼夜，取去鲜水另贮。然后用乳钵将炉甘石擂成糊，即吊前药水飞数次，觉极嫩滑，再入猪、牛、羊胆汁各一个，鲤鱼胆汁二个，熊胆三钱，同晒干听用，名曰丹头。

制丹头药品：薄荷、防风、麻黄、荆芥、白芷、细辛、胆草、黄芩、赤芍、川连、木贼、连翘、黄柏、栀子、桑皮、菊花、银花、红花、谷精、羌活、草决明、大黄、甘草、蒙花，上药廿四味，各三钱，水煎约一炷香久，取出去滓，将制甘石浸透，照上注明，如法修制。

［按］凡制点眼药，不可性急，磨成飞尘，方无涩目之弊。

治远年风眩烂眼方：此症有因淋痘风邪入骨，有因夜风吹者，凡值冬令，北风盛时，多发此症，宜用生萝卜一个，对切开，中挖一孔，如鸡蛋大，用生薄荷剪碎，放满孔内，仍合紧钉好，入饭甑蒸熟，取开，去薄荷，绞汁涂之，每日数次，重者半月，无不见效。如无生萝卜，用明目洗药方亦可（方见上）。

七、眼科用药辨要

目珠痛者，肝胆经之热，重用谷精，兼胆、芩、荷、桑清散之品以佐之，诸书竟有用乳香、没药者，误也（此与外科迥然不同者）。点膜宜芩、胆、犀、羚、兼二荆、防、薄，及去点膜并用，若用丹皮、法夏，色欲动者可用，其余升、柴、姜、附、芎、活诸品，升散而性烈者，实症宜禁用之（此与内科迥然不同者）。

红肿多主肺胃，须用清解败毒，今医家以归、地、白芍、红花等凉血，此肝经药品，何干气分，殊大谬矣。盖眼科用此等药，惟物伤未起点膜者，间或用之,此医家常误用者。

姜、附、桂、柴,虚症宜用,惟瞳神散大者切忌。此症宜温补滋敛,略有辛散者,断不可投也,此诸书未经注明者。

八、眼科通用药品

珍珠、琥珀、珊瑚、玛瑙、石决、草决、蝉蜕、木贼、冰片、麝香、谷精、硼砂、青盐、朱砂、夜明砂、瓦弄子、白丁香、炉甘石、原蚕沙。以上诸药能去点膜。

防风、薄荷、荆芥、苏子、苏梗、苏叶、陈皮、枳壳、枳实、白芷、细辛、羌活、川芎、蔓荆子,以上诸药去风。

川贝、陈皮、半夏、枳实、枳壳、牛黄、杏仁、苏子、厚朴、竹茹、桔梗、莱菔子,以上诸药化痰。

上列通用药品,皆气味平和,眼科常用,余或背僻难觅,真伪莫辨,及性猛烈,耗损真元,升提浮火,有毒险用诸味,概不载之。

(《杏林医学月报》1931 年 5 月)

眼 科 释 义

梁朝浦[1]

夫眼科之症,约言之则曰外障、内障,分言之则有七十二病焉。其致病之由,则或因六淫七情之所伤,风尘烟障之为害,或因纵情恣欲而不知戒避,竭视劳瞻而不知休息,而目病从生矣。故其色之红紫淡白当分,症之寒热虚实当辨,惟眼科大要,鄙人经已分志以往各期,然而目为一身之要部,五官之首领,故目之为病,虽变症多端,自当按症而详释焉。谨将各症详释于后。

---

[1] 梁朝浦:民国时期著名眼科医家。曾在《国医杂志》《医学杂志》等期刊中发表文章多篇,并曾参与筹办中华国医学会。

一、大小眦

（一）大眦赤脉传睛（第一症）

大眦赤脉传睛之症，由于心火刑克肺肝而成。盖肝属火，心属火，而肺则为生水之源，设若阴阳和平，水火相济，则荣卫依度而行，无失其时，周而复始，内无偏胜寒热，外无燠郁风邪，则于病何有哉？但思虑之劳神，五辛之过食，则亢阳生水，其性妄行，元气受伤，水源易涸，阴不能济，火更上腾。夫火生于木，为木之子，今子乃以淫胜焉，祸故反克。夫肝开窍于目，故肝受克而目受病也。其症之形状，在大眦处生出赤脉，侵灌瞳人，故眼中常觉壅涩，看物矇眬，眵多干燥，紧痛羞明，且大便秘结，小便涩黄，而脉来数实，此乃阳盛阴微之症，当以泄火退热为主治，则其症自愈矣。若初患此症者而不早治，则日积月，累赤脉更甚矣。此时治法，应宜速治其标，当先用小锋针挑破赤脉，使毒血流出，以泄慢其毒势，则赤脉立见消平，然后外点药散，以泄其既发之邪，内服泄火凉肝之药，以培其本，则更无复发之患矣。

（二）小眦赤脉传睛（第二症）

小眦赤脉传睛之症，由于脾胃积热实盛，心包络虚弱而成。盖心为有形之君，包络是无形之主，心君本无为，而包络则主于用事，考生理学则谓心为圆锥形，尖端向下，其周围夹膜，即是心包。且心中之脉络，均从心包发出，而达于周身，故就称此小部为心包络也。然天下之物，惟其体微，故其用广，愈无形影，其用愈神，故人类处于太空冥冥之中，总视心包络之主宰何如矣。如是我闻，心平气和，志态贞静，烦恼清除，心君安泰，则六欲七情，难以侵害，是则广大之乾坤，乃属逍遥之世界，修心养性，实足以益寿延年，此包络主宰之泰然者也。若夫日夜辛劳，忧思过度，我因多食煎炙燥热之品，而积热于脾胃，脾胃实盛，则心气虚衰，心气虚衰则心神恍惚，故精神莫定其从违，癔寐则诸多梦扰，其为梦也，未尝临深，而若临渊失足，未尝登高，而若登山将倾，任情而动，卒梦于危险而惊醒，既醒仍觉心包跳动，其状态犹露张皇，所以然者，由于心虚气弱，血不运行，故包络失其主宰，而成惊悸之症。夫此症既属脾实心虚，故其邪火烁腾，上升于目，由小眦发出赤脉，侵灌瞳人,盖小眦属乎心包络也。此症不肿不红,但见痕痒,而视物昏矇,脉浮无力,症为火烁血虚,治法宜先泄其脾胃之火,继补其虚劳,则身体复原,庶乎可矣。

(三) 胬肉攀睛(第三症)

胬肉攀睛之症,由于阴阳不和,心火偏盛而成。盖心脏中之左右心房与心室,交互营自动之缩张,而为血液循环之原动力,故血液之循环作用,实由心脏压力之使然,至其方向能一定而不移,此又因心包络阻止其逆流之效用,而使其循环顺序,周而复始,如环无端,于是充皮肤而生毫毛,濡筋骨而灌脉络,以荣四体,以养生身,皆为血液循环之功效。夫血液循环,既由心脏驱使,故曰心主血也。然心虽主血,而其血又必藉后天水谷而后生,故营卫调和,尤赖胃中水谷之培植,是以脾胃康和,则营卫依度,脾胃积热,则血热妄行,反克于心,心火上腾,病现于目,症见大眦赤脉膨胀,胬起筋膜如肉,由大眦渐侵白睛而黑睛,久则掩过瞳人,故曰胬肉攀睛也。其胬肉渐渐积厚,或善或痛,或赤或烂,日久则坚韧难消,其治法也。初起之时,当以退热凉心为主治,但其胬肉侵至白睛,则肺亦受热,侵至黑睛瞳人,则肝肾亦受病焉,而分别治之可也。

(四) 眵泪黏脓(第四症)

眵泪黏脓之症,其目红肿痛痒,泪如脓水,在大眦处不绝流出,是其症状,盖大眦内应心火,而心君之火,主人之神,与脉相合,而诸脉皆属于目,心经则主血,目得血,故能视也。若夫心事冗烦,饮食失节,劳役过度,或目病已久,而抑郁不舒,或目病而误服寒凉之药太过,凡此皆能内伤元气,元气一虚,则心火亢盛,而百脉沸腾,上冲于肺,继而升发于目,而成眵泪黏脓之症焉。且目病之人,患此症者最多,盖六淫所侵,七情为患,均能以致此症也。须知六淫所侵,乃从外感,七情为患,均自内生,此当从脉象而分治之也。如邪从外而至者,其脉则现浮洪数大之类,如自内而生者,则其脉现沉细微弱之类,则从内从外而来,属虚属实而致,自有缕晰之分,察神色于目前,温犀易辨,审病源于指下,秦镜难逃,明乎其病之由来,而施治易于着手。其治法也,凡虚火之内发于目,自宜降其虚阳,滋其肺肾,水火既济,则各安其居,阴阳调和,则各司其职,而病悉退矣。若外来之火,宜升阳以散之,苦寒以泻之,其有阳虚阴盛,火不归元,目虽赤肿而软弱者,治宜温补扶阳,所谓益火之源,以消阴翳是也。

(五)眦内生疮(第五症)

诸痛痒疮疡,皆属心火,此《内经》言火郁内发,致有斯疾也。夫以疮疡诸症,大约热者多而寒者少,且火气上炎,目窍至高,最易冲犯,目为肝窍,肝属于木,又为火之从生,同类相联,火气因而更盛,水遂不能相济,火益妄乱无制,外应两眦,冲发而成眦内生疮之症。继则蔓延胞内,其痛痒不同,故轻重不等,始生微痒而热轻,渐肿痛烂而热极,血凝化水,气滞成脓,浸渍黑睛,更重则有堆积高厚,紫血脓烂而腥臭者,乃热积血分,不能畅流,瘀滞而成热毒也。此症初起之时,碍涩睛珠,随渐而肿,从慢而发,或兼饭食煎燥油热之不节,助其燥火,则其决烈益甚,此时应宜急治,否则浊气沿于目内,则其症更有甚焉。治当泻心火,解胃热,随其轻重而治之可矣。

(六)大眦生漏(第六症)

人身之中,阴阳和平,则血液循环顺序,以运行于肝、心、脾、肺、肾五脏之间,而人遂其生,此所谓五脏相生,乃人身生理之常态也。至于阴阳偏胜,肝、脾、肾、心、肺五脏相克,则为人体之生理变态而成病焉。譬诸火气偏盛,则邪火运行,运行则病发,病既发,则患者知所延医,初患即医,此犹易治者也。若彼火邪之盛极者,则不能运行,故火邪无从发泄,因而潜伏,一伏再伏,日积月聚,流弊无穷,蕴蓄渐深,久而必溃,大眦生漏之症,乃由此而成焉。盖心火外应大眦,发来紫翳,痒涩不自在,视物微昏,中生一漏,形如针孔,时流血水,按之则沁沁脓出,此其症状也。治法宜散其恶血,消其败脓,去其热结,解其心火,症自愈矣。

(七)小眦生漏(第七症)

太极动而生阳,静而生阴,阳动而变,阴动而合,生金木水土各一,而火则生二,分为君火相火,所以适合人身之六经,而应乎天地之六气也。故五脏中之心脏,又分为心与包络二脏,以心主君火,而包络主相火焉。今夫相火横行,沿脉络而上冲,挟少阳之火邪,郁结于小眦之间,而小眦生漏之症成矣。夫少阳之为病也，以口苦、咽干、目眩为提纲。盖以目张而可见，目闭而可掩，其位置处乎半表半里之间，正合太阳主表，阳明主里，少阳主半表半里之意。且太阳为开，阳明为阖，少阳为枢，而目之能闭能张，犹合少阳枢机之象。故目为病，属少阳者极多，不独此症为然也。此症之形状处小眦之间，中生一漏，时流血水，其色鲜红，相火迫之使然也。治法宜收敛真阴，以制相火之横行，以戡心包络火邪之上迫，凉血以去其瘀，降火导之下行，相火和平，症自愈矣。

（八）两眦赤烂（第八症）

两眦赤烂之症，由于风热之气，与湿邪互抟，而致两眦赤烂，甚则眦裂而血出，且有赤甚于烂，或烂甚于赤之不同，更有热多于湿，或湿多于热之各异，当宜分别施治也。夫以忧郁忿怒，多劳心力，则无形之火，从渐而侵，此以热邪偏胜，故赤甚于烂焉。而性燥嗜酒，或哭泣过多者，则有形之火，夹风热而熏蒸，此以湿气偏多，故烂胜乎赤也。然若赤烂互见，是湿热相等，则病症属乎心包络，症甚则更沿眦边而生疮，遇风而作痒泪出，遇热而眵多赤燥，此其症状也。治法宜散其风热，驱其湿邪，而赤烂愈矣，但以上所言，是专言眦之赤烂，而目无别病者，若目有别病，而两眦赤烂者，乃因别病而致伤，治其别病，而赤烂自愈矣。

（九）天行赤眼（第九症）

夫五运六气，为地面上之气候，而人类与万物，同时同地生长于空气之中，即同时同地为五运六气之所感受，物竞天择，适者生存。故人类与万物，实无时无地，而不竞争于五运六气之中者也。故若五运依序而行，六气按时敷布，而万物遂其生矣。但若五行相克，而天气失其常规，则万物受其害，而人之疾病亦从是而生矣。语曰观岁运之流行，即安危之关系，信焉。天行赤眼之症，乃由天地障毒之气遍行，而一方遂同患此症矣。然或由一人先患，而传染一家者亦有之，此症赤肿流泪，羞涩难开，治法宜解其恶毒之气，以凉血清热为主，痛甚者，清其心肝之火，治以清凉解毒之药，而症愈矣。夫此症以感受天时毒气而起，虽肿痛之甚，亦不伤乎黑睛瞳人，盖毒气迁移，则不疗而自愈，故轻病症一候而安，重症二七而愈也。世有谓运气为非切要者，盖谓运气之学,无关于瞽,意谓疾病侵人,不能依运气以施治也,余适述及此症,以众人而患同病,谓非运气使然欤。

(十)两眦赤黑(第十症)

夫血液循环,不失常道,心脏压力之使然也。《内经》曰:一息不运,则机针穷矣。故心有所犯,而十二官危。然心经虽主血,而血须赖胃中水谷之培植而生,而脾胃相连,同主中土,二者互相为用,故曰胃能纳谷者宝,脾能消谷者昌,是脾和而胃亦畅,脾热而胃亦炎,上冲心君,祸延肝脏,心君之火,遂与肝经风木之气相乘,火借风威,上炎于目,两眦赤黑之症成矣。初起微烦,默默但欲卧,汗出三四日目赤如鸠眼,现出火色,七八日两眦皆黑,现出火极似水之症,须凭其脉数而治之,主以去湿清热之药,以除其心火,佐导热养血之品,以去肝风,加之调和胃气,庶几心胃相和,而火土相生,肝胃相和,而土木无忤,症自安痊,但治稍迟,则渐渐成脓而至溃烂,宜及早施治为要也。

(十一)暴露赤眼(第十一症)

《上古天真论》曰:饮食有节,起居有常,不妄作劳,精神内守,病安从来。此保养之正宗也。夫保养既若是之显易,而患疾病者何其多欤?盖香醪美酒陈于前,而弗顾情况,或兼过食煎炙,遂使火热上炎,而成暴露赤眼之症,又或思虑伤神,虚火上烁,亦能成此症焉。此症与天行赤眼相类,因翳痛而高肿故名,但只患于一人,而无传染之弊,此与天行赤眼之别也。治法先分虚实,实热则清之凉之,虚热则温其真阳,中温则虚火归元矣。其症之重者,积蓄瘀血,宜以行血疏风之品为治焉。

(十二)痛如针刺(第十二症)

痛如针刺之症,由于心脏潜伏热毒,风壅于膈间,上炎而成,症见目眩头痛,夜卧目中泪出,涩痛难开,目珠之旁,两眦部位,色赤而疼,如艾之灸痛,如针之刺痛相似,此心经火实,有余之症也。治法宜宣通君火,泄其燥热,兼戒酒忌辛,不妄躁怒,庶可愈也。然亦有体虚目劳,营气不上潮于目,而成此症者,盖营乃血液循环之功用,即运输滋养质,而分配于全身之一种作用也。但营血之循环,由于心脏之鼓动,故心主血为营,行于脉中,运输滋养质,以为补偿消耗,及储蓄食料,以滋荣一身,故又为水谷之精气也。夫为血营气卫,互相流通,则何病之有。然或忧思劳怒,过虑伤神,又或酒色过耽,竭其精气,则营气失调,元阳化火,阳气愈燥,而阴气愈虚,亢火上炎,而此症成矣。症状,猝然一二处,如针之刺痛,惟目眦不呈赤色,脉虽数而无力,以调营为主治可矣。

(十三) 血翳包睛(第十三症)

血翳包睛之症,皆由心经风热上壅,致令眼中赤涩,肿痛,泪出,渐有赤脉,从大眦发出,横过睛珠,所谓大眦赤脉传睛症是也。继而发筋结翳,遮满乌珠,如赤肉相似,而血翳包睛之症成焉。盖其赤脉从大眦侵入黑睛,是邪自太阳而至,即本症是也。治法以泄其心脏之邪热为主,其赤脉从小眦入黑睛者,邪自少阳来也,亦有从上或下而侵入者。总之上下左右,各有部分,其源不同,宜分别治之可也。

(十四) 痛无定时(第十四症)

痛无定时之症,目眦如针刺,时作时止,或痛或愈,无踪无迹,不红不肿,此其症状也,病者每有不明病理,不知其症之所以然,故有称之为神祟症者,即此症也,夫岂真有神为人作祟哉,实由心肾不交,阴阳偏胜所致矣。此症有气旺与血虚之不同,宜凭其脉之虚实,测其痛多之时间,而分别治之可矣。其因气旺而致痛者,脉来有力,上昼痛多。《内经》所谓:"平旦至日中,天之阳,阳中之阳也。"故其病所以在此时而发也。夫平旦至日中,地面受太阳光热之辐射较多,而光线强,热度高,人身气旺有余,遂乘时发而为痛,治法宜散其热邪,而痛自止矣。其因血虚而致痛者,脉来重按无力,下昼痛多,《内经》所谓:"日中至黄昏,天之阳,阳中之阴也。"故其病所以发于此时者,盖日中至黄昏,地面上之光热湿气渐减,而虚火遂乘时上烁而作痛焉,治法宜助阳和血,症自愈矣。

(十五) 羞明怕日(第十五症)

羞明怕日之症,由于身体虚弱,气血不足,故从五脏上注于目之精垂,因而薄弱焉,此皆由己身之精光既弱,所以不能抵抗阳光,兼之心经亢火上炎,更与风邪相煽,而本症所由成也。症见视物无力,瘾涩难开,睡醒眵多,迎风涩泪,见明亮则目涩痛,得阴黑而目清爽,羞明故闭目,而喜处暗室之中,此其症状也。若此症不见红肿,惟久视昏花者,只由血分不足所致,治法但行血疏风,调补气血可矣。若目眦发赤而微痛,眵糊极多,眉间稍肿,大便微硬者,此因火邪上烁,郁结而成,当于行血之中,佐以散瘀为治,而症自愈矣。

二、上胞下睑

(一)鸡冠蚬肉(第一症)

鸡冠与蚬肉之症,均为胬肉,形状相同,惟鸡冠色红,蚬肉色白,盖以形同色异,此其名所由来也。本症初起之时,由于脾胃燥热,郁积日盛,外不能达于皮毛,下不能输于膀胱,蕴积胸中,而为懊之烦气,胸乃阳明之街道,中土郁积之热,由是上冲,壅腾于目,发而为胬肉,位于下胞,其色浊黄,久而胬肉渐长,侵掩黑睛,不能视物,治宜泻其脾胃之热,镇其上焦之火,其症自愈矣。然若不求治理者,则脾胃积热更盛,血热妄行,而冲动心火,心火上炎,故胬肉转变红色,发来高大,形似鸡冠,故以名之,而成鸡冠之症矣。治宜泄其心火,泻其小肠之积热,表里兼治,其愈较速也,其或调理失宜,或置而不理者,则心火愈炽,而刑克及于肺金,肺受火蒸,津液被烁,而鸡冠得肺津一时之调节,故火气暂缓,更本其肺金之色,故由赤而转白,而成蚬肉之症矣,泻其肺金之火,自能取效焉。

(二)两睑粘睛(第二症)

两睑粘睛之症,由于木来克土而成,盖木动则生风,故肝木气盛,则风气大来,脾土受邪,而病生矣。且风动则增热,譬由吹炭而火焰,所谓风火相乘,乃物类感召,有固然之理者,故其治法也,消风散热,其病自减,行血解毒,其症自平矣。此症发于两睑之中,呈现赤色,渐而湿烂,夜间稍为安静,晨起则胞睑为眵胶所粘凝,皆由血气凝滞所致,当以明目疏风为主治,若治之稍迟,则脾胃风热更甚,而致两睑粘睛,渐且生疮其中,或痒或痛,赤肿多泪,血气凝滞既久,则翳膜渐生,风邪蕴积其中,而致上下两睑,互相牵缩,各走一端,外状眼皮挟起,黑睛露出,睑中停滞瘀血,渐而变烂,治法宜外点药散,去其既发之邪,继服驱风活血之剂,而症自愈矣。

（三）胞生粟疮（第三症）

粟疮之症，遍生于胞睑内，其形黄软，状如粟粒，砂涩摩睛，多泪而痛，积久年深，渐生翳膜，症更重矣。盖由脾经风热，上烁胞中，血气因以凝滞，而病成矣。然风热之气，从外侵来，亦能致病，故每有一方，同患此症也。或一人先患，多人继患者有之，以人之体质各殊，故发病有迟早也，宜散风清热为治。

〔按〕本症因风而起，故又名风粟症，西说称为沙眼，谓恐患处有微菌，致有传染之弊云，其说亦超，惜乎尚未证确矣。

（四）胞生椒疮（第四症）

椒疮之症，多由纵饮不节，火动于胃，发于胞中而成，色红质坚，其形似椒，故名椒疮。夫红是火色，坚则血分已凝，火迫胞中，故若有沙粒，摩擦之状，不能张开，多泪而痛也。其甚者，瘰瘰连片，疙瘩高低不平，血为之瘀，火邪之盛，可想见矣。宜以清火凉血治之，然此症与粟疮症略同，但粟疮症，由脾胃火热炽盛，热极生风，风火相煽而成，其形如粟，其症重于椒疮，故虽色黄质软，亦不易散，椒疮易治，粟疮难医，此之谓也。

（五）胞睑胶凝（第五症）

胞睑胶凝之症，由于脾胃热盛，外感风邪而起，盖风为阳邪，胃为阳土，两阳相合，故邪热愈炽，留而不去，滞于中州，积久则上涌于目中，血气因以凝滞，而病成矣。其症之形状，在胞睑内，蠹肉壅起，眵黏胶凝，羞明怕日，渐而湿烂，久则黑睛生翳，朦昧不明，当及早施治，以散风清热为主可矣。

（六）胞睑痰核（第六症）

胞睑生痰核，结颗如豆，质坚无痛，亦有微红痛者，更甚则壅结为瘿，渐致流脓出血，盖由脾胃积热，上烁而成，若胞睑色呈红紫，是邪热偏重也，治宜散结清热为主。倘患者能戒酒避辛，每有不疗而自愈者，但须知施治此症，不能速效，若多服水药，未免伤乎脏腑，当拟方作丸散服可也。

（七）睑生偷针（第七症）

睑间发疮，焮起肿痛，名曰偷针，虽属小恙，不治亦意，然不治之，则于发病时，不惟有碍观瞻，设或错食辛辣，则目愈后眼睑每遗瘢痕，永碍容颜美观,故为恙轻微,亦应消肿清热而治之也。

(八) 睑硬睛疼(第八症)

睑硬,是火烁目液使然,睛疼,是肝脏受病见症,并目红泪出,盖由肝脏风邪,挟脾胃积热,发于目而致也。其火邪盛者,每致瘀血侵睛,或成椒疮,变症莫测,当内治以去其风热,外治以泄其既发之邪也。

(《国医杂志》1933 年秋)

眼 科 心 矩

程汝明[①]著;男茂根书田参注;周禹锡参校

一、眼之生理

眼球之构造,西人解剖甚详。

眼球位于眼窝之中部,大要可分为三层。在外者名外膜,在中者名中膜,在里者名内膜。外膜分眼睑、结膜、巩膜、角膜四部。眼球上下有眼睑,系皮肤之皱襞,为保护眼球之品。依其所附之筋,而作用上下伸缩自由。睑上附属之睫毛与眉毛,为防御尘埃及汗窜入之具,眼睑、眼球联络之黏膜,名曰结膜。而泪腺位于眼球之上外方,分泌泪液,常润结膜及角膜,以维持其光泽和透明,此液流于眼睑结膜之中,而达于眼之内角,此处有两孔,名曰泪点,有吸收泪液之能。泪液通过泪管及泪囊,达于泪鼻管,流出于鼻腔,巩膜为白色不透明,而位于眼球后部,角膜在巩膜之内,透明而在前方,为隆起之球形,中膜分脉络膜与虹彩两部,脉络膜附于巩膜之内面,含黑色素之细胞,故其色为暗黑,虹彩为轮形之薄膜,穿孔于中央,名曰瞳孔,其色依人种而殊。虹彩中尚有环状和放线状筋纤维,环状筋纤维收缩,则瞳孔缩小,放线状筋纤维收缩,则瞳孔散大。虹彩含色素不透明,故由角膜射入之光线,为虹彩面所遮断,只能通过瞳孔,而达于内部,又角膜虹彩中间之前房,充以透

---

① 程汝明:民国时期医家,曾在《医界春秋》连载眼科著作《眼科心矩》。

明之前房水,虹彩后面,有光线曲折力极强之水晶体,其质透明,而有弹力性,包于水晶体囊中。水晶体后面,又有透明之玻璃体,内膜即网膜,位于脉络膜之内面,前方达于虹彩边。此膜含感光线之圆柱体及圆锥体,一排列致密,一散处中间,两体皆连络于网膜中之神经细胞,此细胞所发生之神经纤维,渐渐集合,遂成视神经之形。视神经近于眼球后极部,贯穿诸膜,走眼窝后方,通过其后壁之一孔,而入于头盖腔与脑连接,其左右两视神经,行于头盖腔脑基底部,成相互交叉之形。

二、眼球构造表如下(图1-2)

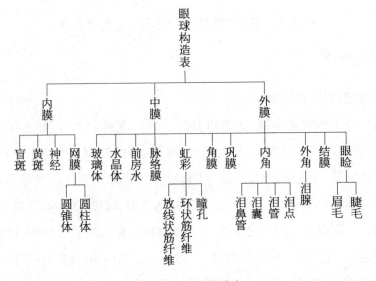

图1-2 眼球构造表

比诸照相之箱,实窄譬而喻。

照相之理,由于光线曲折所致,物体通过凸面玻璃镜,必起交叉而现倒影于糙面玻璃板,用感光纸承之,即现倒影于纸上,眼球能视之理,即与照相器相同。光线由角膜射入虹彩瞳孔之内,必通过前房水和水晶体玻璃体,因表面窿起,被其曲折,显颠物体之形于网膜上面,而网膜正中,感光线刺激最锐敏之处,名曰黄斑,由视神经达于大脑皮质之神经细胞,遂能辨别。

物体之形色,若由黄斑稍内,入视神经之网膜中,即盲无所见,名曰盲斑，此西人解剖而得之生理也。按吕纯阳《沁园春》云"温温铅鼎，光透帘帏"，此"帘"字即眼球内之网膜，透帘之后，有视之而弗见，和视于无形之景象，即通过黄斑而达盲斑之意，然此景象如何能见耶？《金刚经》云：无人相。《心经》云：色即是空，空即是色，色不异空，空不异色。能够如此，便能到此景象，此修养家下手筑基第一步工夫也。

然只辨其形状，而未知其气化也。

物类生存，不仅徒具形状，因其中有气化作用，方能运行不息，不然死人形状与生人无殊？何以死生迥然不同乎？于此足以证明人体之生活，纯系气化作用也。

《金匮真言论》曰：东方青色，入通于肝，开窍于目，存精于肝，此言眼之属于肝也。"东方"两字宜活看，凡日出之方，气候温暖，即曰东方，东方属木，木以青为正色，青者草木得温暖之春风和畅，则欣欣向荣，且肝为腺体，与木之纹理相似，是禀东方青色之春气所生，肝之经脉，上脑交巅而通于目，故开窍于目，以通天气，存精于肝，以为生发之源。

《灵枢·大惑论》曰：目者心之使也，心者神之舍也。《素问·五脏生成篇》曰：心合脉，诸脉皆属于目，心生血，目得血而能视。此言眼之属于心也。

上节言眼属于肝，言其体也，此节言眼属于心，言其用也。盖心有所思，则目随之，心若不在，虽寓目亦若无睹。故曰目为心使，然心何以能使目耶？以心为神之舍，神出于心则明，上丽于目则光，目之光即神出而明之表现。《经》谓随神往来谓之魂，魂者神之阳气也。昼寓于目则能视，阳气之表现也。夜舍于肝而能梦，阳根于阴也。心合脉者，心分上下四房，左上房主接肺经之赤血，右上房主接周身之回血，左下房主发赤血以运行周身，右下房主接上房回血过肺以更换赤血，而回于左上房落左下房，出总脉管以养全体，是谓循环。吾人之脉一搏动，心脏之血液即循环一次，脉搏每分钟七十五次，一小时四千五百次，一昼夜十万八千次，心脏之循环为数亦同，是心脏之能力，专主血脉循环，故曰心合脉也。诸脉皆属于目者，《灵枢·针刺篇》谓足太阳脉通脑入顶者正属目，本名眼系，阴跷、阳跷，阴阳相交，阳出阴，阴出阳，交于目锐眦，阳气盛则瞋目，阴气盛则瞑目。《经络篇》云：跷脉盛属目内眦，气不营则目不合。又谓督脉与太阳起于目内眦，足太阳之筋支者为目上纲，足阳明之筋上合于足太阳，为目下纲。足少阳之筋支者结于目眦为外维，足阳明还系目系，足少阳起目锐眦，至锐眦后，手太阳至目锐眦，支者至目内眦，手少阳至目锐眦，手少阴系目系，足厥阴连目系，手少阴合目内眦，足少阳系目系，合少阳于外眦，是诸脉皆属于目也。心生血者，中焦水谷之精微，奉心化赤，是为血之来源，各经得血，则器官之形能灵动，各输其轻清精微之真血以养目，故目得诸经精华之血而能视。若各经之血有所壅滞、有所衰弱、有所过盛，则目必病，此眼之大用也。

三、眼之大用

心，藏神，在目为神光；合脉，诸脉皆络于目；生血，目得血而能视。

《大惑论》曰：五脏六腑之精气，皆上注于目而为之精，精之窠为眼，骨之精为瞳子，筋之精为黑眼，血之精为络，其窠气之精为白眼，肌肉之精为约束，裹撷筋骨血气之精而与脉并为系，上属于脑，后出于项中，此言脏腑精华，皆会于眼也。

"精气"二字谓精华之气，而为之精。此"精"字当作"精明"二字解，窠者聚积之处，肾主骨，故骨之精从肾来，此不言肾之精而言骨之精者，盖肾之精华为骨髓，骨髓之精华方上注于目而为瞳子，犹言精中之精也。肝主筋，故筋之精从肝来，心主血，故血之精从心来。肺主气，故窠气之精从肺来。脾主肌肉，故肌肉之精从脾来。包络有裹撷筋骨血气之功能，故里撷筋骨血气之精从包络来。诸脉皆由下而上系于目，会于脑，复由脑而后出于项中，故诊视其眼，则脏腑之隐微毕露。

五轮八廓之说，亦本于此。旧说谓五轮属五脏，由五脏精华所发，象如车轮，故名五轮。盖上下眼胞属脾，脾主肉，故曰肉轮。大小眦属心，心主血，故曰血轮。白珠属肺，肺主气，故曰气轮。青睛属肝，肝主风，故曰风轮。瞳神属肾，肾主水，故曰水轮。例如肝病则发于风轮，肺病发于气轮，心病发于血轮，肾病发于水轮，脾病发于肉轮，视其所发病之部位，则知属于何脏之受病。八廓配六腑及命门包络，廓者，城郭卫御之义也。瞳神属坎，坎为水，故曰水廓，内属膀胱，与肾为表里。膀胱为津液之府，故又名津液廓。青睛属巽，巽为风，故曰风廓，内属胆，与肝为表里，胆为少阳，主长养化育，故又名养化廓。白睛属乾，乾为天，故曰天廓，内属大肠，与肺为表里。大肠为传导之官，故又名传导廓。内眦上属离，离为火，故曰火廓，内属小肠，与心为表里。小肠为手太阳，有手可抱，故又名抱阳廓。内眦下属震，震为雷，故曰雷廓，内属命门，为龙雷之火，故又名关泉廓。外眦上属艮，艮为山，故曰山廓，内属女子胞，位膀胱之后，直肠之前，为奇恒之府。男名精囊，故又名会阴廓。外眦下属兑，兑为泽，故曰泽廓，内属三焦，主通调水道，为决渎之官，故又名清静廓。上下眼胞属坤，坤为地，故曰地廓，内属胃，与脾相表里，胃为水谷之海，故又名水谷廓。八廓之为病，视轮上血脉丝络或粗或细，或联或断，起于何位，侵犯何部，以察病之浅深轻重（图1-3）。

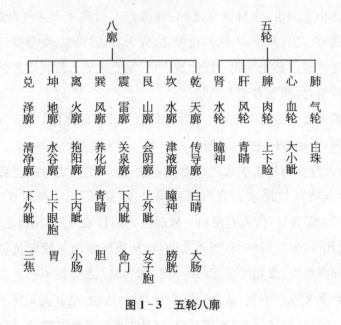

八廓							五轮				
兑	坤	离	巽	震	艮	坎	乾	肾	肝	脾	心	肺
泽廓	地廓	火廓	风廓	雷廓	山廓	水廓	天廓	水轮	风轮	肉轮	血轮	气轮
清净廓	水谷廓	抱阳廓	养化廓	关泉廓	会阴廓	津液廓	传导廓	瞳神	青睛	上下睑	大小眦	白珠
下外眦	上下眼胞	上内眦	青睛	下内眦	上外眦	瞳神	白睛					
三焦	胃	小肠	胆	命门	女子胞	膀胱	大肠					

图1-3　五轮八廓

　　然是说也，只详其气化，而犹未臻其神妙也。

　　西医长于形体，中医长于气化，至于神妙，少人言及。夫神之为物，视之而弗见，听之而弗闻，而又变化莫测。盖形体之生死，随气化为转移，而气化则附丽于神，神存则气存而生，神衰则气衰而弱，神亡则气亡而死，故神之妙用，不可思议，更为医者所当知。

夫天地之未生也，只有坎离水火之气耳，由此二气之摩荡，渐凝渐固，而天地始生焉。

此本邵康节之学说，出于《易经》河图，天一生水，地二生火，坎卦属水，离卦属火，故未生天地之前，只有坎离水火之气，此与近世学说相通。地球为太阳中爆出之流质，热逾于火，故谓水火之气，久而又久，外层渐冷，地壳层屡起变迁，积久始生植物，故曰天三生木，地中地心之火，灼石流金，渐生矿属之品，故曰地四生金，地壳层皮表渐由木石水分，化生土壤，故曰天五生土，至此生数已完，天地方判，及地六成水，而后成有形之水，天七成火，而后成有形之火，地八成木，而后成有形之木，天九成金，而后成有形之金，地十成土，而后成有形之土，此为子丑二会，天开地辟之时，尚未生人也。

夫人亦小天地也，生身受气之初，亦由先天坎离水火之气摩荡而成者也。坎离者，天之日月也，人之两目象之，先天者，父母也，生身受气之初，非男女媾精之谓也。必先凝此一段氤氲之气，始克成胎。氤氲之气何自来乎？分明眼底留情处，泄漏春光人不知。

刘子谓人得天地之中气以生，所谓命也。凡天地之性，人皆有之，故谓人为小天地，天地如何生成，人身亦然。上节言天地为坎离水火之气摩荡而生，此节言人身亦为坎离水火之气摩荡而生，生身受气之初，此"初"字最为重要，言初气皆从坎离水火之气摩荡得来。《易经》云：离为日，坎为月。《灵枢经》云：天有日月，人有两目。故曰人之两目象日月，凡物之含有生机者，同性则相斥，异性则相引，当男女两性，从眼底发出一股氤氲之气时，此气在空间互相吸引，互相摩荡，凝聚一团，如麻枲①之缠绵不已。先有此物，而后乃能容受天地之中气，从此三家会合，互为因缘，结就虚无窟子，而发生元精、元气、元神，情之所至，不能自已，遂由神交，进为形交，形神合而后方有媾精之举动，而达受胎之目的。可见初气是媾精前一步之工夫，此顺则生

---

① 麻枲：即枲麻，指大麻的雄株，也指麻类植物的纤维。这里应该是借用麻类植物的纤维来比喻氤氲之气互相摩荡，缠绵不已。

人之理,是从眼中神妙得来,而逆以修丹之道,亦岂非从眼中神妙做出乎!

请以《内经》证之。《灵枢·决气篇》曰:两神相搏,合而成形,常先生身是谓精。《本神篇》曰:生之来谓之精,两精相搏谓之神,随神往来谓之魂。又曰:魂昼寓于目,夜舍于肝,寓目而能视,舍肝而能梦,精而神也魂也,皆表著于目者也。

两神指四目所放之神光,相搏即上文摩荡之意,合而成形即空间虚无之窟子,先身而生故谓初气,精即元精,神即元神,魂者神之阳气所表现。昼寓于目,所开眼而毕照万汇,夜舍于肝,故阖眼而入梦乡。此引《内经》之旨,以证明眼之神妙。

岂宁生人之理为然哉,即返还之道,亦在兹矣。道家谓真机在目,佛家谓正法眼藏,儒家谓顾諟天之明命,《素问·阴阳应象大论》谓在天为玄,在人为道,在地为化,在脏为肝,在窍为目。

返还谓返本还原,人自哇的一声,出离母腹,先天脐轮之气收,后天口鼻之气接,所谓离原忘本也。本者性也,原者未生之初也。人自生后,本性即迷,离原日远,若未得真师指点,明善复初,则老病死苦,转眼即至。故返本还原之道,即复我原来之天真本性,不生不灭,与天地合其德,日月合其明,四时合其序,鬼神合其吉凶。然则何从而下手耶? 则真机在目也。谓修真之机括,不在别处,只在目中。正法眼藏者,谓大乘正宗之佛法,藏于眼内,天之明命即性。中庸云:天命之谓性。书云:维皇上帝,降衷于下民,厥有恒性,顾常目在之也。諟此①也,外注顾内视也。所云心目内顾,天之所以与我,而我得之以为德也。可见返还之道,都从眼上用工夫。玄门之回光返照,宗门之圆顿止观,皆言眼之神妙,真有不可思议者,盖目击而道存,常人逐于外,修士持将于内,逐外者神随观而漏,漏散尽则气绝身亡,持内者神随观而止,止观定而众星朝拱。试问我辈读书人,可曾将天之明命顾諟得几层否,尽性以至于命之工夫,其能得而安虑乎? 玄幽深之意,道率性之道,化化育之化,曰玄,曰道,曰化,曰肝,曰目,同类而异名,医道通至道,儒释道三教

---

① 諟此:正是。

之理，与医道原无二致，于此可以概见。

虽然此仅言其大略耳，若夫妙用，非楮墨所能宣也。有志于道者，多积阴功，广行方便，自遇明师指点之。

道之为道，有体有用。体者，人人具足，个个圆成，圣贤仙佛非有余，凡夫俗子非不足。惟此妙用，为书所无，须口口相传，心心相印，方知下手正法。未得真传，妄猜妄测，不惟无益，而反有害。能够多积阴功，广行方便，一心向道，拜访明师，指点先天大道，性命工夫，如《论语》云，苟不至德，至道不凝，即此意也。

四、眼之卫生

眼之卫生有四，一曰节饮食，二曰慎起居，三曰清心寡欲，四曰惜视缄光。

眼之构造，既如前述，角膜内非常清脆，内包黑稠神膏一函，此膏由胆中渗润精汁，升发于上，为涵养瞳神之物，神膏之外，有白稠神水，即前房水，由三焦发源，乃先天真一之气所化，以资润泽。膏水中央，一点黑莹，乃肾胆所聚之精华，名曰瞳神，中有神光，原于命门，通于胆，发于心，以水为体，以火为用。三者之外，又有真血，由肝中升运轻清之血，与神膏同源，用以滋润目中之经络，又有真气，亦先天真一之气，与神水同源，即目中经络间往来生用之气。更有真精，乃先后二天元气所化之精斗，先起于肾，次施于胆，后及瞳神，六项若有亏损，目病即生，故眼之卫生，不得不讲。

神膏，黑稠；真气，轻清；神水，白稠；真血，真一；神光，黑莹；真精，元炁所化。

夫甘脆肥浓，皆重浊之气，烟酒煎炒，皆提火之物，浊气升则蒙蔽清明，邪火炽则灼干津液，今人之饮食不节，故无全明之人光，为卫生之要义。

惜视缄光，勿努目，勿久视，常反观，常闭目。四者之外，更有最要者焉。孔子告颜子克复归仁之目，首举非礼勿视。先纯公演为四箴，其视箴曰，心兮本虚，应物无迹，操之有要，视之为则，蔽交于前，其中则迁，制之于外，以安其内，克己复礼，久而诚矣。伯夷目不视恶色，故为圣之清。孟子曰：胸中正，则眸子了焉；胸中不正，则眸子眊焉。诚能如此，圣域贤关，不难至矣。

此节于节饮食，慎起居，清心寡欲，惜视缄光，四者之外，更举非礼勿视，以为修身初基，盖克复归仁，是克去私欲，回复礼节，以归于天理良心之公。非礼勿视者，言一切不合于礼者，俱勿瞧视，所睹者完全在礼。直言之，即目不逐境而内观，尽性以至于命之功也。夫礼主于敬，敬者德之聚，礼属于亨，亨者嘉之会，系聚精会神之总机括。若溃于防闲，则四门走漏，何能使六神和合，浩然长凝，故必严绝非礼，始能复礼，勿者格其非也。即所谓谨之于细微杂乱之域，复乃观其后，即所谓养之于虚间静一之中，且礼之为言履也。即履中蹈和，履信思顺，履践天光之初步也。先纯公名颐，世称明道先生，考家谱载公居洛，其曾孙迁徽州歙县，后裔又迁湖广麻城，明时宦游入蜀，因为吾族之祖先，故称先纯公，曾将孔子告颜子之非礼勿视、非礼勿听、非礼勿言、非礼勿动四句，演为四箴，此篇单引视箴，以发明非礼勿视之真理。盖目者，心使也，心之本体，虚灵不昧，比之明镜，未照前空空洞洞，无形无影，及其一照，纤毫毕现，物无遁情，照后仍然空空洞洞，了无一物。古人云：事来心应，事去勿留，有何迹象可寻，可是操之则存。舍之则亡，出入无时，莫知其乡。然操存之要领，究在何处，目之所至，心亦随之，视之工夫，便是操存之准则。凡眼见之可爱者，心中即起贪念，可恶者，即起瞋念，见利思趋，见害思避，他如蒙蔽之物事，引诱于眼前，心即随之而迁移，将何以操存而复虚灵哉！是以克制于外，严防非礼，心无物诱而忘智。古云：不见可欲，则心不乱，即是至诚养中之要法。伯夷目不视恶色，即制外养中之法。以上所引皆心随目变，以眼为主动，心为被动，而孟子之学说则反之。其察胸中之正与不正，在视乎眸子之明了和惛眊，则以目随心变，以心为主动，眼为被动，二说相反，究竟何所适从。盖孔子之说是主观，孟子之说是客观，一为自觉，一为觉人，心能使眼，眼亦能使心，心与眼互为因果。故《金刚经》降伏其心之妙法，在无人我众生寿者相，《心经》观自在菩萨行深般若波罗蜜多时，照见五蕴皆空，《道经》谓目不着于物，则心无所用，心无所用，则神不驰。孔孟佛老之言，不谋而合，则目之关系于人者，可谓大矣。全章大意，节饮食，慎起居，是属于外部之卫生，清心寡欲，惜视缄光，是属于内部之卫生，而"非礼勿视"一语,更为内外卫生进一步之修养法。学者入世谋精神上之愉快,出世求性命上之解决,亦当从眼目上着手,果能体行,便是圣贤气象。

五、眼之病理

问曰:张子和云,目不因火则不病。白轮变赤,火乘肺也。肉轮赤肿,火乘脾也。黑水神光被翳,火乘肝与肾也。赤脉贯目,火益炽也。能治火者,一句可了,故治目者,多寒凉之品,其说然欤?曰否,火固目病之一因,而不可以赅夫目病。

子和之说,虽属一偏,然天行火眼,亦常有之,但谓目不因火则不病,能治火者一句可了句,似乎外因风、寒、暑、湿、燥、火,内因喜、怒、忧、思、悲、恐、惊,以及饮食不节,击刺撞碰,飞丝砂尘等,皆认为火,未免近于偏执,开后世之恣用寒凉,以致伤胃损血,贻误不鲜。然亦有可取者,兹节录其要,以备学者参考。圣人虽言目得血而能视,然血亦有太过不及也,太过则目壅塞而发痛,不及则目耗竭而失明。故少年之人太过多,老年之人不及多。但年老之人,其间犹有太过者,不可不察也。夫目之内眦,太阳经之所起,血多气少;目之锐眦,少阳经也,血少气多;目之上纲,太阳经也,亦血多气少;目之下纲,阳明经也,血气俱多。然阳明经起于两目旁交额之中,与太阳、少阳俱会于目,惟足厥阴经连于目系而已。故血过多者,太阳、阳明之实也。血不及者,厥阴之虚也。故出血者,宜太阳、阳明,盖此二经血多故也。少阳一经不宜,血少故也。刺太阳、阳明出血则目愈明,刺少阳出血则目愈昏,要知无使太过不及,以养血脉而已,凡血太多则滥,太少则枯,人热则血行疾而多,寒则血行迟而少,此常理也。又曰:目者,肝之外候也,肝主血,在五行属木,木之为物,太茂则蔽密,太衰则枯瘁矣。此其所说如此,颇属见道之言。

夫眼属肝脏,肝为柔木,遇阳和之气,则欣欣向荣,遇严寒之气,则萎黄而陨,然而不能胜亢旱骄阳也,但木因亢阳而萎者十二三,因严寒而凋者十八九,故夫目病之属于外障者,寒证多而热证少也。

此节发明外障之病理,何谓外障?风、寒、暑、湿、燥、火六气过盛,则为六淫,淫者过也,过则失其和,六淫自外而至,障蔽眼目,故曰外障。然外障之气有六,何以独拈寒火二气而立论耶?盖寒可以代表风湿,火可以赅括暑燥,且风有温凉之异,暑有阴阳之分,湿有寒湿湿热之殊,燥有近暑近寒之别,惟寒火二气,绝对不同,故用以代表六气,较为妥帖。肝为柔木者,天干甲乙属木,以甲配胆,以乙配肝,阳干为刚,阴干为柔,故肝为柔木,凡木荣于春夏,气候温热也,凋于秋冬,气候凉寒也,眼属肝木,故就木之荣枯,而明眼之喜忌。眼喜阳和,故热症少,眼忌阴寒,故寒症多,多与少是比例之辞,非谓绝无热症也。然此节系就气化上立法,为高一层说法,恐学者怀疑,今再就生理上研究病理,以资印证。夫眼内充满神膏、神水、真血、泪腺等物,以滋润巩角诸膜,并且调剂神光,以成水火既济之功,真血更含有抗毒素,能抵抗毒物,则诸液体实为眼球中之重要成分,凡液体之性质,遇热则流行,遇寒则凝滞。天之六气,与人息息相通,人在气交之中,一刻不可分离,何至为病?而眼之所以得外障者,因先偶遇寒气,凝其液体,液体一凝,害即发生。一可减少抗毒之能力,二则神光失其调剂而昏瞀,三则巩角内外诸膜,失润泽而变色。若再遇六气中之任何一气,便觉此气过甚,不得其平,即成六淫,遂生外障。但先遇寒气一句,尚须补充,非冬令之寒气,即六月炎天,偶因乘凉饮冷,或用冰罩,或盥冷水,或夜半睡熟偶醒,睁目感受冷风,猝然未防之间,感受一点寒气,即将眼中之液体凝滞。盖眼中诸液,比较他部之液体,更属轻而且清,故容易感受,此就生理上之研究结果,可断定眼之病理,外障则寒证多而热证少也。《阴阳应象大论》曰:肝在志为怒,怒伤肝,心在志为喜,喜伤心,脾在志为思,思伤脾,肺在志为忧,忧伤肺,肾在志为恐,恐伤肾,五志之中,惟怒为甚,怀怒而不发,则木郁而肝气不舒,怀怒而果发,则木亢而肝气摧折,不及则损其母,并亏其子,太过则侮所胜,而反克所不胜。故夫目病之属于内障者,大都肝气之为病也。此节发明内障之病理。何谓内障?五志之情,不得其中,伤于五脏,由内而发,以障蔽其光明,故曰内障。然五志所伤,何独以怒为甚耶?盖肝之为脏,其任务最多,《经》谓肝为万病之贼,又谓肝为发病之源,试择其重要数端,分述如下。

(1)肝能分泌胆汁,促进胰体,以补助蛋白质和脂肪之消化,《经》谓肝与胆相表里,盖肝体之生球,能变化胆汁以营消化,犹植物之引土膏以畅枝叶,故肝之作用与水相类,木能疏土,是为补助消化之功能。

（2）荣养素被消化后,其中所含之蛋白质、糖类、盐类、水分,被肠内绒毛吸收,经过微血管,由肠间膜静脉而入于肝,再随血液循环而输送于全身,有时营养素过剩,当入肝时,则将淀粉、糖类、蛋白质等项制成肝糖,藏于肝内,以备不时之需,《经》谓食气入胃,散精于肝,淫精于筋,是为贮蓄养分之功能。

（3）人身之血液循环,除大小循环外,尚有一条支路,名曰门脉。此门脉循环之血液,是由门脉直接入肝,《经》谓肝藏血,是为血液循环之功能。

（4）凡哺乳动物之肝脏,内含维他命甚富,其功用有鼓动生长,增进食欲,抵抗败血毒素之作用。此外尚有生命素、活力素、副养素等,皆所以维持生活健康之重要分子,《经》谓人身之血气精神,所以奉生而周于性命者也,是为含蓄维持生命之功能。

（5）蛋白质分解后,终成阿姆尼亚①,流至肝中,结合炭氧气,而成尿素,故小溲不利,由于肝失疏泄,《经》谓卫出下焦,又曰浊者为卫,足见尿素乃卫气中之一部分,是为制造尿素排泄之功能。

（6）肝喜阳和,其化学上之变化机能最强,所以体温增至摄氏表四十度左右者,乃肝腺管之机能亢进也。《经》谓卫气者,所以温分肉、充皮肤、肥腠理、司开阖者也,是为增高体温之功能。

（7）药剂中往往含有副作用,（毒质）如重金属砒素等,常为蛋白质之化合物,而贮藏于肝中,类盐基之一部分,与胆酸化合,亦留贮于肝中,使副作用沉着,而不现中毒之症状,然后与胆汁一同排出。《经》谓肝者将军之官,将军以抵抗外侮为职责,是为沉着药剂之功能。

（8）人体诸骨,皆赖筋之维系,始能御接,有时沉闷,则须运动以资奋兴,且藉以促进血液之流行,补助饮食之消化。但运动过甚,亦足以伤害筋骨。此运动之进行和停止,皆属筋之作用。《经》谓肝在体为筋,筋者肝所主也,是为维系骨节支柱之功能。

---

① 阿姆尼亚：应为氨基酸的音译。

综上所述，则肝之任务，非常繁复，而肝之体质，又甚柔脆。盖肝为腺体之组织也，且其性甚刚，稍不如意，辄郁结而不散，郁之既久，一旦暴发，赫然震怒，则腺体受剧烈之榨逼，精华外溢而肝枯，故有肝举、肝硬、肝痛、肝癌之轻重不同也。《经》以肝为将军之官，谋虑出焉，惟其任务多，故善谋虑，惟其在志怒，故称将军，无论其怒之发与不发，而肝脏之正气皆受伤，肝脏之邪气必亢盛。然肝既受伤，须取给于其母，肾为肝之母，子赖母养，势必穷竭。且肝伤无以给其子，心为肝之子，母不育子，势必饿莩，故肝病则心肾亦病也。肝既亢盛，必侮其所胜，而脾受摧残，肝既亢盛，必反克其所不胜，而肺遭陵跞。肝开窍于目，故肝病而眼患内障，据理而言，则内障多虚，自可显见。然此节不责五脏之虚，而止责之于肝者，盖推其虚之所由来，为下手之准则，所谓知其要者，一言而终，不得其要，流散无穷也。世有房劳过度，肾元先亏，以致瞳神昏眊；又有饮食不节，先伤其脾，以致眼睑枯涩；更有循环阻滞，先损其肺，以致白睛变色；亦有思虑过度，先耗其心，以致眼眦缺陷；或先由他脏受病，随后波及于肝；或本由各脏受病，直接影响于目，似未可概从肝气立论，殊不知肝主宗筋而司疏泄，又善谋虑而寡断，能善决断者胆也。是故房劳伤肾，饮食伤脾，血阻伤肺，思虑伤心，无一非由肝之为患。古人对于内障，大多认为各脏之虚，但未究致虚之由，遂使内障无下手方法，甚至谓老油下坠，惟金针可拨，除金针外，更无他法，此节略其虚而详其气，宁非内障之金针也欤。

至于既感六淫，又伤七情者，兼内外障之证也。非六淫七情之内，而病目者，不内外障之证也。兼内外障之证候，宜先解其外，后治其内，为治痛正法，不内外障之证候，如击刺撞碰之类，视其伤之轻重，而施以适宜之调理，另详治痛于后，兹不繁赘。

六、眼之诊断

外障之诊断

外障之为病，目红肿热痛，眵泪多而羞明。

此节为诊断外障病之提纲，凡下文称外障病，皆指此节之病状而言。红是血之色素,眼内之真血,因受外感刺激,顿起抵抗作用,故现红色。外感轻,抵抗胜,真血消耗较少,则红色鲜明。外感重,抵抗败,真血溃溢愈多,则红色暗滞。《经》谓:少阳司天之政,风胜,初之气,阳气烈,风乃行,寒气时至,气郁于上,面热目赤。又曰:少阴司天之政,火胜,二之气,候乃大温,其病气拂于上,目赤。又曰:阳明司天,燥气下临,肝气上从,胁痛面目赤。可见目红确系外感所伤,肿为眼眶生理组织之变常,人之皮肤,卫外营内,组织非常密致,一旦受外物所伤,立起反抗作用,致密变为疏松,故受伤之局部隆起,而现肿之形状。热是局部之温度加高,眼球周围,属太阳、阳明、少阳、厥阴诸经,亦因外感激刺,故起反抗作用。凡物寂静无扰,方能保持常度,一遇他物相侵,彼此争执,必发生热力,所谓摩擦生热,即可为热之佐证。痛为局部受伤之感觉,上文所言之红肿热,皆属反抗作用,反抗而胜,便不作痛而渐愈,反抗不胜,则呈中毒性状而致伤,遂有白珠痛、黑珠痛、目眶痛、头额头角等痛之症状。眵为泪液凝滞,结如稠脓,俗名眼屎,泪乃泪腺流出之液体。《经》谓目为肝液,为目受寒风外淫之刺激,直透肝脏,肝液起而抵抗,遂从泪腺而流出。羞明者,偶遇光明,亟闭双目,既畏灯火,更畏日光,是因神光真气被伤,故光虽不强亦羞见之。

以上所述"红、肿、热、痛、眵、泪、羞、明"八字之症状,凡属外障病而得之各种病症,俱皆见之,故八字为外障病之总纲。

外障病,因寒而起,宜散其寒,五辛汤主之。

按文永周《感应眼科书》云:世谓眼病属火,然非外受风邪,眼必不病,因腠理为风邪所乘,内火不得外泄,披肝木而上奔眼窍,血随火行,故患赤眼,及时调治,自获全愈。倘日久不治,及治而无效,为粗工所误,遂成外障等证。外障者,风凝热积血滞也。法当除风,清热,散血,明目,加减金液汤主之。盖文永周之见解,较诸张子和、傅仁宇,超出百倍。"风凝热积血滞"六字,非有卓识,不能道出。家君昔年服膺此说,以治外障,而对于金液汤,则但师其意而已,然而风何以凝,血何以滞,尚茫乎未得其解也。若腠理为风邪所束,内火不得外泄,则未感风邪者,内火得以时常外泄乎。若谓血随火行,故患赤眼,既曰行,则不可以滞名也。怀此疑点,久未得释,及民国戊辰,旧历三月十八日,在甘肃之庆阳府,偶遇湖南刘俊(字子瑜),治该处前清武举田某目疾,已获奇效,因叩所异,刘曰:"凝"字"滞"字,已微露其意,不过囿于子和"目不因火则不病"之说,不敢倡言为寒耳。遂畅谈眼之病理,并出四味大发散等方相示。是冬回舍,敬将刘俊所谈,转禀家君,家君怡然曰:刘俊诚先得我心之所同然矣。但药有五味,而以四味名之,药为汤剂,而以散名之,且其分量过重(原方麻茸一两或二两,北辛五钱或一两),不可以不更也。乃改订分量,而易其名曰五辛汤,盖外障病虽有风、寒、暑、湿、燥、火之不同,但得外障之远因,却由偶感一点寒气,将眼中之液体,如泪腺、神膏、真血、前房水之类凝滞,再遇六气中任何一气,便承受不起,遂患外障。不然,同一气也,何以一患迎风眼泪,一不患迎风眼泪? 同是火也,何以一生火眼,一不生火眼? 盖因先感寒邪,凝诸液体,减少其保护及抵抗能力,再遇风便成风眼,再遇火便成火眼,此从受病根源上立论,以散寒为主,随其新感症状而加减之。

五辛汤方:蔓荆子五钱(捣碎),麻黄三钱(捣绒筛去灰),藁本三钱,细辛五分,生姜三钱(连皮捣)。上五味,先煮麻黄数沸,去浮上沫,内诸药同煎数沸,勿久煎,俟微温,食后服,忌油腻、煎炒等物。

《素问·至真要大论》云:风淫于内,治以辛凉,以辛散之,火淫于内,佐以苦辛,寒淫于内,佐以苦辛,以辛润之。本方五味皆辛,故名五辛。蔓荆子内含挥发油,辛苦微寒无毒,味辛体轻,能上达巅顶,而散最高之风,味苦性寒,能入肝经而清头巅之热。盖厥阴肝经上出额,与督脉会于头巅,故本品能治肝热上升,风邪外乘,头巅疼痛,目红流泪,目睛内痛等证,颇有特效,故以为君。麻黄辛温无毒,主中风伤寒,头痛湿疟,发表出汗,去邪热而除寒,考麻黄发汗作用,其中含有爱弗特灵[①],为主要成分。爱弗特灵为一种植物性盐基,能刺激中枢神经,收缩末梢血管,使其血压上升,迫汗外泄,故能发汗。且其气味俱薄,体质甚轻,得纯粹轻清之气,善于轻扬宣发,捣成茸,节去灰,减少刺激之性,增加轻扬之功,故以为臣。藁本辛温轻松,入太阳气

---

① 爱弗特灵:即麻黄碱英文 ephedrine 的音译。

分,太阳之脉入于脑,故能升散脑中之风寒,生姜辛温,助阳气,通神明,去臭恶,故以为佐。细辛形细色黑,能深入厥少至阴之分,而搜风寒,味辛气烈,能升散厥少伏匿之邪,而开诸窍,故以为使。本方以味辛性寒者,一味为君,是取辛润之意义,味辛性温者,四味为臣,为佐,为使,是取辛散之意义。略煎数沸,勿久煎,是取气胜于味,轻清上浮之意义。

[禹锡按] 生姜有绉缩神经组织之能力,用于外障,恐有未合,鄙意改为牛蒡子,形如眼球,外多芒刺,如睫毛,其味辛平,能启肝脏之精华,上济于目,能散眼中之风热凝结,使之排出,为眼科之特效药。内外障皆属相宜,详见邹润安《本经疏证》,义理自明。

周君禹锡,于本方加牛蒡子其意甚善,但生姜之治目疾,古人曾有先例,王孟英治赤眼肿痛,以古铜钱刮生姜,取汁于钱唇点之,虽久患,但未生翳者,今日点,明日愈。又用生姜汁调飞矾涂眼皮,考生姜之辛味成分,为寇开洛尔[1],而其芳香为挥发油,惟其有绉缩神经组织之能力,故疡科忌之,俗有食姜则疮疤必黑,名曰姜疤子,殆即以其绉缩神经组织之故欤,存之以备讨论。

[又按] 北平人,对于此证,多用五龙汤,其方即麻黄、荆芥、桔梗、牛蒡子、大黄,各一钱三分,生姜五钱,葱头二两,亦奇方也。而或者訾之,谓北地体壮者始宜,殊非定论。

泪热倍蔓荆子;冷倍细辛;大眦红加大黄三钱(酒洗沸水泡,调入前汤);小眦红加木通三钱,前仁二钱;白珠有红筋,加桑白皮五钱,地骨皮五钱,红筋散则去之;夜间胀痛甚,加玄参五钱,夏枯草三钱;昼间胀痛甚,加柴胡二钱,当归三钱,防风三钱;肿甚,加蒲公英五钱,僵蚕一钱(姜汁炒)外用,《神仙拈痛散》搽之。

泪热是感热较甚,故倍用辛寒之蔓荆子;泪冷,是感寒较甚,故倍用辛热之细辛,大眦红,是火廓有实热,故加大黄之苦寒以泻热,且仿仲景泻心汤法,用沸水泡汁调服,亦取轻扬上行之意;小眦红,是泽廓中湿气,故加木通之辛苦,前仁之甘咸以利湿;夜间胀痛甚,是阳强于阴分,故加夏枯草辛苦微

---

① 寇开洛尔:应为姜辣素英文 gingerol 的音译。

寒以抑扬,玄参苦咸微寒以滋阴;昼间胀痛甚,是阳气自郁于阳分,故加柴胡之辛甘苦平,以达三焦郁气,当归之辛甘苦温,以和血而止痛,防风之辛甘温,以行卫气而散风寒;肿甚,是风淫于内,血液浑浊所致,僵蚕辛咸微温,僵而不腐,得清化之气,故能治风散结。蒲公英甘平,内含泰拉克撒斯台洛尔[①]及衣拿林[②]、脂肪酸、树脂等,有清血之功效,故加此二味,以消其肿。

神仙拈痛散方:白矾一钱二分,银朱二分。上二味,研细末,调生蜜涂肿皮,干则再涂,或调鸡蛋清亦可,约数次,痛止肿消欲去时,用温热水洗之,慎勿入目,以致痛楚。

此古方也,白矾有止血消炎之效能,银朱为防腐制泌之妙品,和以生蜜或鸡蛋清,合成消肿之功用。

［又按］或用白矾生姜汁鸡蛋清火酒,亦名之神仙拈痛散,两方比较,似觉白矾、银朱为胜。

外障病,过服凉药,或补药,眼珠上必起青膜,或白云遮睛,或生翳障,年久不愈,渐成残废,瞳人尚在者,拨云汤主之,间服重华散,加味五宝丹。外用冲翳散熏之,复明汤洗之,回光退翳散,或慈光散点之,俟云翳散净,更以培中养血汤善后调治。

［按］此节系发明云翳之原因,及治疗之方剂,膜是眼球外膜上起一层朦皮,其色不一,从上面垂下,遮蔽黑珠,其色带赤,或有赤丝,名曰赤膜下垂。从下面冲上,遮蔽黑珠,其色带黄,名曰黄膜上冲。从大小眦横入黑珠,其色带青,名曰青膜遮睛。三者以青膜为重,故举青膜以例,其余,比较朦皮轻浮者,其色带白,不拘从何方起,名曰白云。总之从白珠生起,渐遮黑珠,厚者为膜,薄者为云。古人对此,有认为肝热者,有认为脾胃热者,有认为脑热血热者。既认为热,其治法总不外乎寒凉诸品。翳是黑珠上先起星星一点,渐长渐大,久之遮蔽瞳人,方书依其影色,分为种种。属外障者,有暴赤生翳、花翳白陷、钉翳根深、冰瑕固翳、玉翳浮满、逆顺生翳、患后生翳、水轮翳、梅花翳、旋螺翳、湿翳、干翳、白翳、红翳、青翳、黄翳、黑翳之名。属内障

---

① 泰拉克撒斯台洛尔:应为蒲公英醇英文 taraxacum alcohol 的音译。
② 衣拿林:应为菊糖英文 inulin 的音译。

者,有圆翳、冰翳、滑翳、涩翳、浮翳、沉翳、横翳、散翳、偃月翳、黄心翳、黑水翳、枣花黑之名。不曰肝火上冲,即曰脑脂下流,除却寒凉,别无他法,不效,则以杞菊地黄汤之类补之,且美其名曰,培补肝肾,俟正气回复,前翳障不除而自愈矣。噫!以盲治盲,何能愈病?除内障别有原因,留在后文发挥,外障之起因是寒,又用凉药治之,岂非雪上加霜者哉!病未去而补之,是借寇兵而赍盗粮也。不医之咎,而曰此人应带残废,不亦大可哀乎?《医学钩元》,有目病不宜服六味地黄丸之辨,谓泽泻、茯苓、山茱萸,不宜于目,予谓翳障之于熟地,更宜忌也。

拨云汤方,即五辛汤原方加蛇蜕一条(酒洗),蝉蜕二钱(去翅),防风三钱,白芷梢三钱,西羌活三钱,白蔻壳三钱。上十二味煎法、服法、禁忌如五辛汤。

拨云汤,即五辛汤加味,为治外障云翳之主方。蛇与蝉属皮而善蜕,其蜕甘寒无毒,为轻透之品;白蔻辛热,为肺家本药,能治白睛翳膜,两眦红筋;又加羌活之一茎直上,以升散全身之风寒;防风之清香中空,以鼓动卫气剽悍之性;白芷芳香以通窍;川芎挥发而透颠。或从内以推之,或从外以拨之,加入五辛,共成拨云散翳之功用。但此方剂数,随病之深浅而异,间服后方,而总以此方为主。

重华散方:生白芍(酒浸晒焦),白芷,石决明(去粗皮面裹煨熟),夜明砂(淘净灰土炒黄)。上四味各一两,研细末,再加四叶菜(去茎),用鸡肝,或羊肝炒熟,如无鸡羊肝,即猪肝亦可。炒熟后,饭甑上蒸,晚间露,空心服,并治夜不见物及小儿疳症等证。

此方原名二白散,药只白芍、白芷和羊肝三味,盖白芍甘苦微酸,补血和营,能开阴结;白芷辛温散风,芳香通窍;羊肝主青盲明目,用治此证,愈者固多。亦间有不效者,后经家君考察,始知二白虽能开结通窍,而无拨去膜翳之能力,如尧是四凶,虽有唐尧之仁,不能为害。究竟同居中国,未臻郅治之功,得舜为相,流放窜殛之后,于是全体民众,始无不善之人,故加数味,名以重华。考夜明砂乃蝙蝠之粪,先用水淘去灰土恶气,取出细砂晒干,其砂夜间发亮,故曰夜明,辛寒无毒,为治疳疾之特效药,能去目盲翳障。石决明即生珍珠之蚌蛤,外皮甚粗,内膜光耀,背侧有孔,七孔、九孔者为佳,咸平无毒,主目翳痛、青盲、内外膜障。四叶菜生于水中,浮于水面,于卦为震,震四属木,于数为金,地四生金,得金水之气,以平肝木,方为面面周到。用鸡肝者,恐偶无羊肝,用鸡肝以代之,因鸡能驱风,而用肝以入肝也。设鸡肝、羊肝俱无,即用猪肝亦可,但力量较弱耳。是注意在肝,非注意在猪也,藉动物之肝,以引入人之肝经,殆同气相求之义也。至于夜不见物,本属内障,此方亦能治愈者,因方内无表药,从内托外,由肝家着手,故虽内障亦可治之。小儿疳疾,亦属肝经积滞所致,故此方并能治之。

五宝丹方:夜明砂(水洗极净,晒干醋炒),晚蚕砂(拣去土子极净,醋炒),鸡蛋朦皮(洗净,微火烘干勿大焦),老母鸡肝,嫩公鸡肝(均用竹刀切片,忌铁器,微火烘干)。上五味,各为极细末,等分和匀,每日早晚,用酒调服三钱,服至七日见效,病重者,七七日定愈。此方主开翳复明,瞳神缺者能圆,陷者能起,突者能平,真至宝也。照原方再加蛇蜕一条(酒洗焙干),蝉蜕(去翅留足),羚羊角(磨细末),麝香(少许),以治内外翳障皆效。

此古方也,不用草木金石之品,纯取资于动物,所加之味亦然。本系内障证之要药,借治外障云翳,颇有殊效。但外障之服此方者,须先服拨云汤,将外感散净,而后可用此方。

冲翳散方:五倍子三钱,枳壳二钱,羌活二钱,防风一钱,薄荷二钱,川芎一钱,升麻一钱,草决明三钱,白芷二钱,甘草钱半,苦参三钱,荆芥二钱。上十二味捣粗末,置罐中,厚纸封口,煎好,纸中开一孔,乘热,以病对孔,睁眼受熏,每日三五次。

此古方也,原名十二将军冲翳散。今省,原方注云:此散不拘风热,肝气上冲,时发火眼,翳膜遮睛,卷帘乌风,瞳人歪斜,青盲内障,红丝缠绕,眼角风痒,羞明怕日,诸般异证,均宜用之。

复明汤方:乌梅四两,红枣四两,菊花四两,青矾四两,朴硝三两,桑叶五钱(洗净)。上六味,水煎浓汁,去渣,置室外东南方,露一夜,晒一次,每用汁半盃许,蒸温,用旧青布(先将布洗净)洗目中,日三五次。

此古方也,原名新旧翳膜将瞽复明汤,今省,原方注云:合药宜择天医开除日,并持观音光明咒四十九遍云云。但此方久洗方愈,药虽平常,而洗之见效,初洗稍疼,复洗则不疼矣。

回光退翳散方:生炉甘石(轻松者佳)一两,蓬砂五钱,人指甲五分(洗净)焙脆,番硇砂二分,薄荷冰三分,薄荷叶三钱,蝉蜕(去翅留足)三钱,黄连三分。上八味,先将炉甘石研极细,后将薄荷叶、蝉蜕、黄连三味,煎水一碗,用其水和甘石末入药钵内,研至极细,将浮水者,随水飞出,连水别贮一器,俟澄定,将浮头清水,仍入钵中,和所余药渣研细,仍随水飞出,如此不计次数,以飞净为度。若飞过者,还不甚细,可再研再飞,以极细为度。始将清水逼出,晒干研细,又将蓬砂、人指甲、番硇砂、薄荷冰,分别研细,合入甘石粉末,再研极细,磁瓶密贮,勿泄气,用时以人乳调和点之,无人乳白蜜代之,乳蜜均无,清水亦可,日三五次,此方若再加珍珠、珊瑚、熊胆、麝香尤妙。

此方炉甘石原系火煅,童便淬,后读时贤张寿甫先生,《衷中参西录》卷八,用生炉甘石治目翳遮睛,自注,此方效力,全在甘石生用云云。考炉甘石系金矿银矿之苗,其为金之精气所结可知。体质以轻浮者,为佳,又禀木之德性,故有止血消肿、生肌敛疮口、去目中翳膜赤肿、收湿烂之功。《本草纲目》云:炉甘石为炉火所重,其味甘,故名炉甘石,余尝其味,生者味甘,煅者甘中带涩,其性温,一经火煅,亦必变热。《感应眼科》云:炉甘石去目中翳膜赤肿,欲其速者宜生用,取其寒散清肃之意。综上所说,故炉甘石改用生者,但必须细研水飞,方于眼目无碍。蓬砂产于火山,甘咸微苦,有杀菌消毒,去眼中翳膜之功。指甲生于爪上,属肝而易生,能破坚散肿,故喉蛾翳障皆用之。硇砂咸苦辛热,善消恶肉腐肉,去目翳胬肉,以西藏青海,所产为佳,有大毒,不可多用。薄荷、蝉蜕、黄连,煎水浸药,但取其气,不取其质,是轻可去着、薄能入间之妙用。人乳本血所化,用以调药点眼,即目得血而能视之意。白蜜乃百花之精华酿成,眼目眩花、肤翳赤障用之,有滋润之功。珍珠、珊瑚、熊胆、麝香,皆能护眼膜,散云翳,研入散中,效力更巨。其所以不列于正方之中者,因此四味价甚昂贵,恐非中人之家所能措办。家君平生用药,若非主要必需之品,断不肯轻用贵药,恐病未愈而先破其家也。至于肆中药品,虽至贵极贱,亦必预备,恐一旦必用,而仓卒无以应手也。

慈光散方：炉甘石一两（入砂罐，上盖花椒，用白炭烧罐底，俟花椒煅过无烟为度，取出退火气，研极细，或仿前法水飞尤妙），番硇砂一分，生孔香三钱，白丁香一分（即麻雀矢，用雄不用雌，雄者两头皆尖，研末，另用甘草煎水煮之，细绢滤过，将净汁略熬，晒干），慈菇粉一钱（须自监制，否则不真），生没药三分，梅片三分，薄荷冰一分。上八味，研极细，磁瓶密贮勿泄气，用时，调清水，或人乳，或白蜜，点眼角，能治一切外障云翳。本方去炉甘石、白丁香、番硇砂，亦名慈光散，治暴发火眼。前方炉甘石生用，此方煅用，生用者取其甘凉也，煅以花椒取其辛温也。前方纯为王道，此方稍杂霸功。白丁香苦温有小毒，疗目赤胬肉，翳膜遮睛，并痘翳入目等证，然其力量过猛，故以甘草水制之，俾缓其性，而范我驰驱。慈菇粉，甘寒，力能毁铜，除极重翳障、火眼红筋、实热胀满、祛血痢血毒等证，合之硇砂，无坚不溃，但恐病者稍感痛楚，故加生乳香、生没药，以化其气而止其痛。梅片、薄荷冰，以解其渴而开其结，故曰，稍杂霸功也。

培中养血汤方：野台参五钱，白术三钱，黄芪二钱，甘草二钱，白芍四钱，陈皮二钱，枣皮（去净核）六钱，当归身五钱。上八味，水煎，早晚服。

此眼科善后之方也，即东垣补中益气汤，去升麻、柴胡，加白芍、枣皮。东垣之方，原为培中举陷而设，命名之初，误用益字，致使后人以为既能补脾胃之虚弱，又可益元气之健行，凡属虚人，恣用无忌，而真阴不足，上盛下虚者，服之往往有脱暴之虞。此非药方之过，乃命名不善之过也。设当日名曰补中升气，则后人咸晓然于参、芪、术、草，培补中州，复藉升、柴力量，以举其下陷之元气，果系元气下陷，而复得外感之人，方可用之，庶不致误，或问白芍有效成分，为安息酸，用以破结柔肝，和营滋血，诚有特效。至于枣皮，味酸微甘，系敛涩之作用，眼生云翳，岂宜敛涩，虽曰用于云翳散净之后，诚恐根株未尽，死灰复燃。方中此味，似宜斟酌。答曰：眼生云翳，其气血痹而不通可知。《本经》云：山茱萸（枣皮之本名）主心下邪气，寒热温中，逐寒湿痹，诸家本草，多谓枣皮能通利九窍，是枣皮不但酸敛，而且善于开通可知，且其开通之性，即具于敛涩之中，何也？酸为木之正味，木性喜于条达，肝叶宜敛不宜胀，胀则肝气横逆，肝阳上扰，敛则专造胆汁，潜藏灵魂，枣皮甘酸入肝，能敛肝气，使肝木条达，以遂其生机，故敛之，即所以补之，补之即具开通之性，故曰枣皮逐痹通窍之功能，即寓于敛涩之中也。此方用参、芪、术、草培补脾胃，而即用陈皮以疏其气之滞，用当归、枣皮补血养肝，而即用白芍以开其阴之结。《内经》云：中焦受气，取汁化赤是为血，故名之曰培中养血汤，药仅八味，阴阳平补，具阖辟之枢机，无板滞之弊病，倘能扩而充之，固不仅为眼科善后之良法也。

外障病，头风灌目，头如棒敲，目如针刺，几欲爆烈，甚则两目皆盲，五辛汤倍细辛加天麻（三钱姜汁炒）主之。同时以头风散包之，野苋菜汤熏之。若头疼如劈，目中溜火者，酒制大黄（大黄一味，烧酒浸透，炒干，接连浸炒三次），研末清茶调服（每服二钱），设未愈，牛金散主之。

头痛一证，按各经之部位而异其治。太阳头痛在脑后，阳明头痛在额前，少阳头痛在两侧，厥阴头痛在巅顶，太阴头痛，意善忘，按之不得，少阴头痛，头重而痛。但头风灌目之证，有偏有正，虽非尽在巅顶，而总属于厥阴。《经》曰：邪中于项，因逢其身之虚，其入深，则随脑系以入于脑，入于脑则脑转，脑转则引目系疾，故目有疾而头痛者，则其病深，头若不疼，眼必不瞎也，其属于寒者。《经》曰：头痛数岁不已，当有所犯大寒，内至骨髓，髓者以脑为主，脑逆故令头痛也。曾纪民国十二年，襟兄杨树萱，患头风灌目，延某医以苦寒连进，竟将左目冰成厚翳。后二年，又患此证，改延某医，仍主寒凉，适愚偶至其家，竭力阻止，襟兄似以为然，询方于愚，愚告以当服麻黄、细辛等药，病者、医者交相咋舌，某医于行箧中，检出张子和目不因火则不病，能治火者一句可了等语，以相辩论，其时愚尚未遇刘子瑜先生，而所学者得诸庭训，有诀无书，虽据理力争，但病家认为杜撰，竟从某医所医，不效，改服地黄汤、左归饮之类，竟致右目爆裂。后闻姨姊言，当爆裂时，呼痛之声，闻于数里。噫！亦可怜已。今树萱尚存，右目惟余眼眶，左目蒙以厚翳，两手各持一杖，往来于东山寺，尝与乡人排难解纷，盖未瞎以前，曾任团保，习惯然也。去年树萱来舍，尚以为命上应带残疾，并不咎前医所误，其豁达有如此者。愚谓之曰：左目之翳虽厚，幸目珠犹存，若假以时日，尚能拨除净尽。树萱喜从愚言，今已稍轻矣。盖此证既名头风，当从风治。

《内经》云：诸风眩挥①，皆属于肝。头如棒敲，是风淫于内所致，目如针刺，是寒凝血液所致，故仍用五辛汤，倍细辛以去寒，加天麻以驱风，取辛散辛润之义，惟外治法，亦宜同时进行，方能见效。其属于热者，《经》曰：病热者阳脉也，以三阳之动也，人迎一盛少阳，二盛太阳，三盛阳明，入阴也。夫阳入于阳②，故病在头与腹，乃膜胀而头痛也。故其证头疼如劈目中溜火，口渴苔黄而溺赤。余师愚清瘟败毒饮，重用石膏治之。魏柳洲主以一味酒制大黄，今遵柳洲法者，因石膏治气分，而大黄治血分也。愚治脑膜炎证，常师其意，用丝瓜络、白茅根，煮水送下酒制大黄末，往往见效。若寒证服五辛，热证服独黄，寒热应解而未解者，邪已深也，皆可用牛金散治之。

头风散方：生附子一枚，胡椒一两，川贝母一两，全葱一把，生姜四两。上五味，先将前三味捣粗末，和姜葱捣烂，如烧酒，入锅内炒大热，铲起，入布袋，乘热包头痛处，如偏头风，则偏包之，热甚勿去，俟凉乃去之，稍停，加酒如前炒热包之，熨至汗出为佳。

此即古之熨法也。贝母解肝郁，除翳膜，降顽痰，止疼痛。生附子大热大毒。姜、葱、胡椒，皆辛热之品，加酒焙热，其性升散，包于痛处，能将头上风寒拔出。原方无贝母，后阅王孟英《潜斋简效方》，载治头风损目，用大川贝母一粒，白胡椒七粒，共研末，忽白汁丸如柏子大，以膏药盖贴太阳穴，目可重明。因师其意，加贝母于此方内，而名之曰头风散。病轻则三次可愈，病重者虽焙热包上。亦不觉其大热，尚须多包几次，方生效力。

野苋菜汤方：野苋菜。上一味置罐内，厚纸封口，煎汤，纸上开一孔，以病目就孔熏之。

此徐洄溪之方也。洄溪云：尝见一人，头风痛甚，两目皆盲，偏求良医，不效。有友人教以用十字路口，或人家屋边野苋菜，煎汤注壶内，塞住壶嘴，以双目就壶熏之，目渐见光，竟得复明。王孟英曰：此方药易而功奇。考《本草》苋通九窍，其实主青盲明目，而"苋"字从见，益叹古圣取义之精。愚按：苋有人苋、赤苋、白苋、紫苋、马齿苋、五色苋六种，其中人白二苋，皆名

---

① 诸风眩挥：《内经》作"诸风掉眩"。
② 阳：疑作"阴"。

野苋,人苋小,白苋大,实一物也。猪好食之,故又名猪苋,亦名糠苋,较诸家苋,叶茎柔细,间亦可食,恐各处方言不同,故详列其异名。如不能寻,即苋菜子捣烂,亦可代用,但力不逮耳。

牛金散方:牛金条(多年生之灌木,又名牛卷叶,今石匠取其茎作大锤之柄,入药宜用根皮,切碎)二两,明天麻四钱,苍耳子一两五钱。上三味末之,水煎,服二剂。又去苍耳子,只用前两味,炖猪脑顶肉吃两剂,再用鸭子一只,去净肚腹,以原方三味入内,蒸熟服之。

此文郁周之方也。自注云:此方屡用屡效,名曰病目头痛必用方,慎毋以寻常视之。愚按:天麻能驱风退热,镇痉镇痛;苍耳子治头风、寒痛、风湿、风痹;牛金条,叶多涎水,能合末药敷疮疡,其茎柔韧而有力,其根入土最深,根上有包,根皮色白微赤,其味微涩而甘,其气芳香,故能散头目之痼疾,而用之辄效。其第三、第四两剂,炖猪脑顶肉,去苍耳子者,因苍耳子与猪肉相反也。第五剂去猪肉,而用鸭,故仍将苍耳子加入。

外障病,风轮绽出颗粒,名曰蟹睛,蚕蝎五辛汤主之。色淡黄者,鳝[①]血滴之,色深黑者,涎芙饼贴之。

蟹睛证,是黑珠上努出颗粒,如豆如珠,与蟹睛相似,故名。其痛甚剧,且羞涩,昔人谓软者为肾家虚热,硬者为肝胆实热。又谓蟹睛乃黑珠破裂,神膏流出,纵然治愈,难免瘢痕。愚谓此证,与头风灌目,同源易流。厥阴之脉,上达巅顶,故风中于脑而为头风,肝开窍于目,而黑珠又为肝之专司,故风滞于黑珠而成蟹睛,头风寒邪重,故倍细辛,蟹睛风邪重,故加蚕蝎。蟹色淡黄,血凝之象,若蟹色深黑,则风邪挟火而然也。

蚕蝎五辛汤方:即五辛汤原方加僵蚕三钱(姜汁炒),全蝎三钱(酒洗)。上七味,煎法服法禁忌,如五辛汤。全蝎色青属木,主治诸风,僵蚕僵而不腐,得清化之气。能驱风而散结,全蝎辛甘,僵蚕辛寒,合以五辛,配成乌巢高巅,射而去之之法。

鳝血滴方:黄一条。上一味,以干布裹之,留鳝尾二寸许在外,使病人

---

① 鳝:同"鳝",下同。

仰卧,将布外鳝尾翦去,令血滴蟹上,日三五次。凡杀生以治病,虽属不得已之行为,究不合于恕道,用者,宜戒杀放生,方免复发。

鳝善穿穴,与蛇同性,故能走经络,疗风邪,及诸窍之病。其用在尾,尾上之血,能疗口眼㖞斜,滴耳治耳聋,滴鼻治鼻衄,点目治痘后生翳,盖风中血脉,仍当以血治,从其类也。

涎芙饼方:涎巴虫[①]五条,芙蓉叶五钱(晒焦,捣末)。上二味,同捣如泥,作饼,将眼紧闭,沾在眼外,一二次即愈,勿多贴。

涎巴虫昼伏夜动,晚间上树。觅取食物,所经之处,有涎水一线,他物偶触,辄被黏着,天明被阳光激刺,便坠地伏藏,附木而生,故能清风轮之火,且具诱敌制胜之功。芙蓉叶长于治疮,能消散痈疔毒火。黑蟹是风寒久伏,酝酿成火,神膏神水,被其煎熬所致,此方一属植物,一属动物,能引出毒火而消散之,但外膜清脆,不着一尘,恐被涎水黏着,故须紧闭其目,而贴于外,不可多贴者,恐过于寒凉,而生冰翳也。

外障病,眼脆红肿,名曰眼丹,赤而软者易消,紫而硬者难消,溃久则成眼漏。亦有眼皮生疔,不速消,溃流脓水,而成眼漏者。若疔生睛明穴,久而成漏,白脓易治,黑脓难治,脓出大眦尤难,溃断边弦者不治。眼丹、眼疔、眼漏,始终以蚕蝎五辛汤为主,间服清风饮、小牛黄丸,未溃者,蟾蜍肝贴之(用活蟾蜍剖腹取肝,切多片,厚纸包放土上,每用一片,贴患处,干即易之,肝汁慎勿入目)。已溃者,补漏生肌散内之,柿饼去皮留肉杵烂涂之,涎芙饼,或万应膏贴之。

此节连上节为眼珠生疮者,出其方治也。蟹睛是疮生于风轮,眼丹、眼疔、眼漏,是疮生于眼皮。《经》曰:血脉荣卫,周流不休,寒邪客于经络之中,则血泣,血泣则不通,不通则卫气归之不得,复反故痈肿。此其所以皆以蚕蝎五辛汤为主治也。《经》又曰:寒气化为热,热甚则腐肉,肉腐则为脓。此眼丹、眼疔溃久成漏之理也。亦即服清风饮、小牛黄丸之由也。睛明穴在目内眦头外一分,宛宛中,乃手太阳、足太阳、足阳明、阴跷、阳跷五脉之会,疔生此处而成漏,较为费手,脓之白者毒轻,黑者毒重,若脓出大眦,内膜溃

---

① 涎巴虫:即蛞蝓科动物蛞蝓,俗称鼻涕虫。

矣,烂断眼弦,外廓缺矣,故难治也。

清风饮方:谷精草一两(取嫩秧花如白星者良),甘草二钱,连翘四钱,羌活四钱,大力(捣)四钱,黄连一钱(姜汁炒),蝉蜕(去翅)一钱,荆芥四钱,银花三钱,生地四钱,白芷四钱。上十一味,忌铁器,水煎,食远服。

此方原无谷精草,名除风清脾饮,盖以眼皮属脾,故有此名。及详考其药之形色气味,并非脾家之物。家君加谷精草,易其名曰清风饮,取其能清肝经之风热也。谷精草辛苦温轻,能轻血分之热,为诸疮,及肝虚目翳,涩泪雀目,至晚不明,并肝疾伤目,痘后星障之要药,故以为君。连翘、大力、白芷,消肿排脓,为臣。蝉蜕、羌活、荆芥散寒而驱风,黄连、生地、银花解热而清血,和以甘草,合成佐使之用。

小牛黄丸方:牛黄、珍珠、朱砂、母丁香、生乳香、生没药、沉香、雄黄、人参各一钱,琥珀、麝香各三钱,白芷、归尾各二钱五分。上十三味研极细末,面糊为丸,蜡护,每服五七分,茶清送下,兼治诸恶毒疮,惟价值甚昂,无力之家,以万应蝉花散代之。

此古方也,见《审视瑶函》,又《感应眼科》亦载此方,但药品微有不同,《感应眼科》无朱砂,而有滴乳石、(煅)白薇、生地、枸杞、石榴皮、羌活、防风、土茯苓、银花。自注云:治一切眼漏及诸恶毒等疮,皆可治之,药真病除,大有神效。

补漏生肌散方:枯矾,轻粉,血竭,乳香。上四味,等分,研极细末,磁瓶收贮,先用盐花明矾少许,煎水洗净,后以此散吹入漏孔。

此文郁周经验之方也,既将此散吹入,外宜以柿饼涂之,涎芙饼贴之,或万应膏贴之。如无此散,单用柿饼亦可,单用涎芙饼亦可,盖补漏生肌散,与万应膏,是借用之方,而柿饼涎芙饼,乃必用之方也。

万应膏方:川乌,草乌,生地,菝皮,象皮,上桂,白芷,白芍,当归,苦参,木鳖,乌药,甘草,独活,羌活,玄参,定粉。上十七味,除定粉在外,用净麻油五斤,将药浸入油内,春五日,夏三日,秋七日,冬十日,候日数已足,入洁净大锅内,慢火熬至药枯,浮起为度,住火数刻,用布袋滤出渣,将油称准,每斤油对定粉半斤,用槐柳枝不住手搅之,以黑如漆,亮如镜,滴水成珠,老嫩至宜,离火,置地上一宿,油纸摊贴。

此膏治一切痈疽发背、对口诸疮、痰核流注等毒,贴之甚效,但此非眼科之专药,亦可借用,如无则以周济膏代之。

外障病,眼皮赤烂,名曰烂弦,因眼痒而致,风火眼、痘风眼亦然,无论远年近日,蚕蝎五辛汤主之。间服清风饮、万应蝉花散,外用净皮硝一钱(水二盏煎化,露一夜,滤净澄清)洗之(朝夕温洗),或用洗眼散洗之,周济膏搽之,或普济灵丹,或蚊蛤膏亦可。年久有虫者,乌蔹叶汁点之,或覆盆叶汁亦可。

眼皮即眼睑,名肉轮,又名水谷廓,属脾,脾为湿土,喜燥恶湿。眼皮烂,脾家病也,赤乃风木生火,赤而烂,风湿相乘也。盖此证初起,眼必痒,痒则为风,风则为虫,搔之擦之,则皮肤烂。况眼睑系皮肤之皱襞,依其所附之筋之作用,能上下伸缩,中连结膜,外通泪腺,内接泪囊,眼受刺激则泪出,泪浸搔擦之处,则色赤而烂。风火眼,痘风眼,较烂弦为轻,而病理则同。《经》曰夫风之中目也,阳气内守于精,是火气燔目,故见风则泣下,夫火疾风生乃能雨,此之类也。故治此证者,宜以驱风为主,风去则赤烂自愈。蚕蝎五辛汤,驱风之剂也,故宗之。若烂胜于赤,宜间服万应蝉花散;若赤胜于烂,宜服清风饮;热甚者,三方皆宜,加大黄、芒硝之类。至外治之洗药,用净皮硝一味,乃王孟英之方,载《四科简效方》甲集。而《归砚录》,又载其治案,凡赤肿者,皆可用之,不仅烂弦也。诚以皮硝味咸,咸能软坚,亦能坚软,善涤垢浊,乘热则风火潜热诸邪,皆能清散,真良方也。

万应蝉花散方:蝉蜕三钱(去翅),当归六钱,炙草二钱,川芎四钱,防风六钱,白苓四钱,羌活伍钱,蛇蝉一条(酒洗),赤芍五钱,苍术五钱,石决明一两五钱(东流水煎一时,研极细)。上十一味研细末,每服二钱,食远临卧时,浓米泔水调下,热茶清亦可。

此古方也,自注云:能治大人小儿,远年近日,一切风眼气眼,攻注昏眼,睑生风粟,或痛或痒,渐生翳膜,或又患头风牵搐,两日渐渐细小,眼眶赤烂,并能治之。盖石决明生于水中,入厥阴肝经,祛风清热。蝉蜕生于树上,餐风饮露,气极清虚。蛇蜕生于穴,能祛风杀虫,故以三者为主,而以苍术、羌活、防风,除其风而燥其湿,当归、川芎、赤芍养其血而和其肝,白苓、炙草入脾经而渗湿,配合得宜,故能奏效也。

洗眼散方:生大黄六钱,生甘草四钱,金银花二钱,红花二钱,铜绿二钱,乌梅二钱(去核),生黄柏二钱,甘菊花二钱,当归尾二钱,胆矾二钱,枯矾二钱。上十一味,共为粗末,每用三四钱,置碗内,沸水泡之,用布一块盖定,甑上蒸熟,乘热熏眼,熏时用布帕周围遮蔽,勿使热气外溢。熏后,即将此水洗眼,渐冷即止,日三次。此药有毒,慎勿入口。

此方去铜绿,加桑叶,可通用为洗一切眼疾之方,若赤烂甚者,铜绿又宜加重,效力更大。

周济膏方:炉甘石(打碎童便浸,春秋五日,夏三日,冬七日,研细滤过,另用鲜童便,在砂锅内煮之,约二小时,取出晒干,再入砂锅,用武火煅至红透,渐渐色转松花,既而复转白色,取起淬入鲜童便,恰恰够泡药末。三煅三淬,后二次煅至红透即可,晒干研细,另用东流水飞过数次,以极细为度,露一夜,晒一日,听用,此膏每用八钱),真铜绿(研细末,用黄连煎水去渣,以此水煎铜绿,至干,水飞细粉,阴干,此膏每用四钱),晚蚕沙(拣去土子极净,醋炒,此膏四钱),青矾粉四钱。上四味,合研极细,再入真麻油六钱四分,老生姜汁二钱七分(滤过净汁),调匀,敷于碗内覆之,外用陈艾绒二斤,薄荷叶六钱,雄黄六钱(研细),三味和匀,分作五团,烧烟熏成膏,如黄黑色为度,铜器刮下,收入锡瓶,或点眼,或搽敷眼皮各患处,搽点之前后,均宜洗净,烂甚者再加飞朱砂一钱,海螵蛸二钱。

原方无铜绿、蚕沙、青矾、炉甘石亦系生用,原名熏甘石膏,用治烂弦,年近者有效,年远者无效,乃改用文郁周之周济膏,颇有奇效。但文郁周之原方,又无薄荷、雄黄,今合之而仍其名。文先生自注云:此膏治老幼男妇,远年近日,风气攻注,因风时作,连眶赤烂,红丝赤脉,怕日羞明,隐涩难开,眼胞上下,满睑生疮,疮名不一,溃烂疼痛,破流黄水,随即荫间,其痒无定,似乎虫行,愈而复发,治而难痊,或痘风淋风,眼漏眼丹,妇女胎风,血风,一切烂弦风眼,诸证均宜用之。俗有红丝线锁边者,搽之,一夜见效,不红。

普济灵丹方:炉甘石四两五钱(多用陈艾叶捣绒,将甘石包裹极厚,又取黄土,量作银窝二个,以艾包之甘石团入内,两窝合好,盐调泥水封固,候干,在洁净地掘一大穴,底加燃白炭,以坺窝置其中,上下四围加燃白炭煅之。约二点钟,约已煅过,取出开泥团,拣出甘石,用棉纸包好,掷地退火气一宿,研极细,如前水飞过,取细粉,再用生姜二两,加水捣烂滤汁和甘石粉,煮四十分钟之久,取起阴干),朱砂一钱(水飞极细),硼砂一钱,胆矾三分,冰片一分。上五味,研极细,凡遇诸目疾,或麻油调搽眼皮烂弦处,或干用亦可,或点入眼内,此文郁周之方也。自注云:此方专治一切风火烂弦、迎风冷泪等证。予母年六十九,偕室等,均系月家得染风眼,虽不湿烂,亦尝流泪,每发时,即以此丹干敷眼皮外立愈,予几次虔心配合,制就送人,远近效验,难以屈指云云。

蚊蛤膏方:蚊蛤三钱(煅存性),黄丹五钱。上二味,研细末,调脂麻油,成稀膏状,搽之,调蜡烛油亦可。

蚊蛤即五倍子,味酸性敛,黄丹辛咸而涩,皆能燥湿固滑,防腐制泌,去朽生肌,此简便之方,为不暇制造前膏而设也。

乌蔹叶汁方:乌蔹叶,人乳。上二味,搓滥乌蔹叶,挤汁,和人乳点大眼角,即时作痒,用簪脚或银丝,将虫拨出(蔹读平声)。乌蔹又名薜荔蔹,又名刺蔹,生田塍上,四五月耘田时,开花红白相间,结实数十颗合为一蔹,形如垒珠,初生色赤,老则色黑,味甘微酸,其茎向日色赤,背日色青,有毛有刺,其叶背色白,亦有微毛,脉并行,中脉亦有微刺,叶面色青,沿边如锯齿,叶之味微涩而甘。

覆盆叶汁方:覆盆子叶。上一味,口内咀嚼,流汁盆内,另用纱蒙病眼,笔在纱上画双眸之形,滴药汁于纱眼上,俄而虫出纱外,其虫如丝,色赤而长,一日一次,虫净为度。愈后再服清风饮,数剂收功。

覆盆子为内障特效药,能治目暗不见物,冷泪浸淫及青盲等证。其叶能去眼弦烂虫,若多取覆盆子枝叶晒干,用时捣令极烂,薄绵裹之,以人乳浸之,约一小时,用以点目中,即仰面而卧,不过三四日,视物如童。但忌酒面油及煎炒,诚治目妙品也。盖覆盆子,甘酸微温,能固肾精,肾精固,而目自明矣。

外障病,胬肉攀睛者,五辛汤加豆浆(生用,如药汤之量)。及使君异功散,交换服之,以胬肉退净为度,兼服化龙饼,拨云退翳丸,外以洗眼散洗之,又用杏仁(去皮尖,研如膏),和人乳(化开)点之(日点三次),慈光散亦可,夜以照水丹点之。

此证本属兼障,先由饮食不节,致伤其脾,以致眼睑枯涩,复遇外感,凝滞于清净廓,清净廓本不受邪,受邪则起反抗作用,眼睑枯涩,则不能卫于其外,内反抗而外无卫,则小眦之内胬出矣。胬,勉也,反抗之意。攀本作犮,引也,或作扳,义同胬内沿下睑而引其睛。色赤者,真血之伤未甚也,色紫者,真血将枯也。此证虽属兼障,而其重要原因,则由外感,且其证现于外,故列入外障。此证昔人往往用刀针钩割,病根未拔,徒伤其血,使病人多受痛苦而已矣。但此证既属外障,与脾家受伤,故以五辛汤与使君异功散,交换服之。豆浆之功,能解误食毒物及菌毒,观制糖者,溶糖于锅,以豆浆冲入,则糖内之浊质浮出,足见其分清别浊之力最大,故五辛汤与使君异功散,皆以豆浆如量兑服,盖以之为君也。但服此二方,都宜忌茶,不可不知。杏仁泥中含衰化轻及树脂油,有麻醉与镇静之作用,如人乳点胬肉上,以防止胬肉之滋生,且以滋新血之营养也。

使君异功散方:泡参六钱,云苓三钱,广皮三钱,粉草三钱,白术六钱(陈土拌炒),使君子六钱(去壳)。上六味,合杵为粗末,加水煎好,仍加生豆浆,如药汤之量,食后服,忌茶。

四君子汤加陈皮,名异功散,苓术参甘,温补脾家之药,加陈皮以舒其气,故名异功。使君子仁,甘能补脾,而又能杀疳虫,因其气兼香臭,有温烈之性也。胬肉攀睛,非必有虫也,然肉既久胬,保无微生物潜滋暗长于其中,故加此味于异功散也,仍以生豆浆如量兑服,亦取其去浊留清之意,五辛汤治其标,此方治其本,故交换服之。

化龙饼方:蛇蜕大者一条(白酒浸洗翦碎,用麻油微火炒黄,勿令枯),绿豆粉(重量等蛇蜕之五倍),白糖(适量)。上三味,各研细末,水和作饼,蒸熟服之,胬肉初起者,三剂收功。

此治胬肉初起之方也,蛇蜕之性详前,此证用之,取其善蜕也,如绿豆粉以清其热,若年久者,多服亦能成功。

拨云退翳丸方:白蒺藜八钱,地骨皮八钱,当归八钱,川芎八钱,川椒八钱,菊花八钱,荆芥八钱,蔓荆子一两,密蒙花一两,木贼一两,甘草五钱,花粉五钱,黄连五钱,苏荷五钱,楮实子五钱,蛇蜕五钱,炙蝉蜕五钱(去翅)。上十七味,研末蜜丸,每两作九丸,每服一丸,食后临睡,细嚼,清茶送下。

此方见《审视瑶函》。自注云:此方治阳跷受邪,内眦即生赤脉缕缕,根生瘀肉,瘀肉生黄赤络,横侵黑睛,渐蚀神水,锐眦亦赤,俗名攀睛等证。

照水丹方:海螵蛸一钱,辰砂五钱(乳细水飞澄取)。上二味,研极细,以黄蜡少许,化和成剂收之,临卧时火上旋丸黍米大,揉入眦中,睡至天明,温水洗下。

此王孟英之方也。海螵蛸即乌贼骨,产于海中,而能诱食天空之飞鸟,具养肝和血之功,是由下以取上也。辰砂产于辰州,中含水银、硫黄之质,有防腐制泌之效,是外阳而内阴也。此方不仅治胬肉,凡翳膜极厚者,亦能治之。

外障病,拳毛倒睫,青膜昏暗,扫成云翳,当先治其拳毛,塞鼻散、紧皮膏主之。先服润燥散、泻肺散、开提泄热汤,后服蒺藜补肝汤、双决益精汤,次第交互服之。此证本属兼障,内伤于酒色,外伤于风霜,更兼劳力劳心,不得休息,目稍有疾,未遑注意,久之而皮松弦览,毛渐倒睫内刺,令目不爽。夫睫毛附于眼睑,向外而生,为防御尘埃及汗窜入之具,今睫毛向内,白珠带青,扫成云翳。若不先治拳毛,则云翳永无拨除之日,故列于外障。此证治标之法,莫如将倒毛拔去,可保旬日之安,而塞鼻紧皮,虽云见病治病,因内服药不易见功,故先列外治法而后出内服方也。皮之所以松者,因思虑伤脾,肌饱劳逸失调,则脾怠缓,不能发生白血轮,以营养于全身。眼睑属脾,故皮缓而松也,肺主皮毛,而白珠属肺,其肺经之蓄热可知。故先之以润燥散,次之以泻肺汤也。洎乎开提泄热之后,而亟予以补剂者,肝开窍于目,眼弦之开合,实为眼睑所附之筋之作用,肝苦急,故今弦紧且伤于劳心劳力,与夫酒色之后,故以滋补心肝肾,收其全功。

塞鼻散方:木鳖子一个(去壳研末)。上一味,用棉裹塞鼻孔,患左塞左,患右塞右。此腥肺之药方也。肺开窍于鼻,而鼻管与眼相通,故塞于鼻以治之。但此方原注云:左目塞左,右目塞右。而王孟英《四科简效方》甲集，魏玉横《柳洲医话》，文郁周《感应眼科》，均载此方，并云左目塞右，右目塞左。家君云：阴阳之理，左右互根，故左病取右，右病取左。然鼻与眼，距离不远，隧道潜通，病左治左，病右治右，岂不较为直截了当耶？又《感应眼科》，本方多自然铜、鹅不食草，两味可以不用。

紧皮膏方：石燕（雌雄一对，火煅红入童便内淬七次，研细），五倍子五钱（焙焦，研细），石榴皮五钱（焙焦，研细），明矾一钱（研细），黄连一钱（研细），铜绿五分（研细），阿胶三钱（蒸烊），鱼胶三钱（蒸烊），乳汁二钱，官粉一钱，白蜜五分，麝香五分，水银三钱（麻油同研无量为度）。上十三味，除二胶、乳、粉、蜜、麝、水银外，用水五碗，火煎，以槐柳枝不住手搅，取汁一碗，去渣再煎，俟将成膏，再入二胶、乳、粉、蜜与水银，搅匀成膏，离火俟冷，方入麝香，磁缸收贮，用时以羊毫笔蘸膏敷眼弦皮外，以所倒之毛拨出粘膏上，干则复敷，毛自出矣，轻则一月，重则两月，可望全愈。

昔人对拳毛倒睫外治法，用取痣药水，即碱水，好石灰，调匀，上铺酒米，泡取清汁，用时以针夹二个，将上眼皮夹起，持利刀，将夹起之肉化开破烂，取药点在眼皮烂肉上，四五日干，肉即自落，眼皮缩上，毛自向外。然将两方比较，毕竟紧皮膏为佳，故用之。

润燥散方：苍术四钱（米泔水浸炒），火麻仁四钱（炒），白芷梢四钱，羌活三钱，藁本三钱，莱菔三钱（炒），木贼三钱（去节），密蒙花三钱，川芎三钱，北辛五分（去灰叶）。上十味研末，每服三钱，清茶送下。

此方用七味辛香温燥之品，以升散肝脾肺经之邪，而以麻仁润肺，蒙花润肝，莱菔润脾，以调剂之，故名之曰润燥散也。或曰：何以不用白芍、五味？曰：白芍、五味带酸，恐其敛也。

泻肺散方：酒军三钱，黄芩一两，桔梗八钱，桑白皮一两，天冬一两。上五味，研粗末，每服四钱，以水一杯，略煎数沸，去渣，食后温服。

此方以桔梗载桑皮、酒军、黄芩，上浮入肺，而泻其热，随即以天冬润而补之，盖恐其泻之太过也。

开提泄热汤方：北辛五分（去灰叶），知母三钱（炒），桔梗三钱，茺蔚子三钱，玄参三钱，酒军三钱，羚羊角三钱（锉细），枳壳。上八味，水煎服。

细辛搜剔伏匿之寒,玄参能散浮游之火,枳壳行气破结,酒军入血攻坚,羚羊平肝以消风,桔梗开肺而固气,知母苦寒而泄热,茺蔚甘温以益阴,则上开下泄,邪乌能留。

蒺藜补肝汤方:沙苑蒺藜五钱,生地五钱,夏枯草二钱,密蒙花三钱,谷精草三钱,白菊花三钱,木贼草三钱(去节),全当归三钱,广玄参四钱。上九味水煎服。

[按]蒺藜有两种,一名白蒺藜,辛苦微温,有散风泄热平肝之效;一名沙苑蒺藜,甘苦微温,能补肝肾,熄肝风,固精气,止崩带。白蒺藜味辛故主散,沙苑蒺藜味甘故主补,皆入肝经,故皆为眼科之要药。他方用白蒺藜,取其散也。此方原方亦用白蒺藜,而方下赘以"补肝"二字,当属沙苑蒺藜无疑,且原方于此九味之外,尚有天冬、香附、槟榔、枳壳、何首乌、黄芩六味,稍嫌驳杂,故删之,留此九味,集甘辛微苦之品,以补肝阴,而用木贼、玄参、夏枯草,以疏其气也。

双决益精汤方:草决明五钱,石决明五钱(煅),肉苁蓉四钱(酒洗),生地三钱,羌活二钱,白菊二钱,楮实子三钱,羚羊角二钱(锉细),鲜甘杞四钱,熟地四钱,云风二钱,全归三钱,白蒺藜五钱,菟丝子四钱。上十四味,水煎,食前温服,临卧服尤妙。

此古方也,以决明为君,草决明微凉力薄,凉能清肝,薄能入间,石决明育阴潜阳,驱风消障,皆入肝经,而决定同复其光明,楮实子、白菊花、羚羊角以助其清,羌活、蒺藜、云风以佐其散,生地、当归、枸杞增其血,熟地、苁蓉、菟丝益其精,此制方之义也。

外障病,红肿焮热,兼见渴欲饮水,舌苔黄燥,口臭气粗,眵泪俱多,羞光怕日者,方为真火眼,加味达郁汤主之,姜连水点之,白矾融解于酒(适量)搽之,或神仙拈痛散搽之,碧云散嗜之。家有火眼,预防传染,先解汤主之,火眼初起者亦宜,此为真火眼出其方治也。真火眼不外少阳、少阴、阳明三经。《经》曰:少阳司天之政,风胜,初之气,阳气烈,面热目赤。又曰:少阴司天之政,火胜,二之气,候乃大温,其病气拂于上,目赤。又曰:阳明司天之政,燥气下临,面目赤,盖少阳相火,少阴君火,阳明燥金,三经司天,则火眼流行。又每年初气,厥阴风木秉政,而目为风寒所伤,及二气少阴君火,三气少阳相火,五气阳明燥金秉政时,多有火眼之患,故火眼每于春分后,霜降前盛行也,然非先伤于风寒者,决不受其传染也。夫红肿热痛,眵泪多而羞明,即为外障之提纲矣。然则火眼之特征如何?曰:此须以兼见之证察之。渴欲饮水,舌苔黄燥,口臭气粗者,火之蕴蓄于内也,其眼必焮热,其眵必干而多,其泪必稠而热,其羞光怕日必若群针之刺目,其愈必以七日,且能传染于他人,以是诊断,自无误矣。

加味达郁汤方:柴胡四钱,栀子三钱(炒),白蒺藜三钱,法夏一钱,甘草一钱,蒲公英五钱,谷精草五钱。上七味,水煎食后,乘热熏眼,温服,审加轻重,仿五辛法加减之。

此齐有堂先生之方也。载《齐氏医案》,原方无蒲公英、谷精草,夫木性喜条畅,而忌蓊郁。火眼之发,即木郁所致也。《经》云:木郁则达之,故名之曰达郁。此方以柴胡为君,柴胡一茎直上,能升足少阳胆气,其茎虚松有白瓤,象手少阳三焦之网膜,少阳与厥阴比邻,相为标本,胆气舒,三焦畅,则肝郁自解,而风木得达,故以为君也。白蒺藜入厥阴肝经,散风泄热,故以为佐,栀子气薄味厚,气薄则浮,能入手少阴心,味厚则降,能入足少阴肾,半夏降足阳明胃之逆气,故以为臣,甘草生津解毒,故以为使,似原方已无再加之必要矣。然眼中生火,大赤焮热,其血液中必沸涌而不宁谧矣,设无以清之,则火虽退而昏瞀尚存,故加蒲公英,以清其血,且木郁久而发为火,今始得达,保无余邪留滞于中,故加谷精草以散其邪,加此二味,所以匡白蒺藜之不逮,而共为之佐也。

姜连水方:黄连一枝,老生姜一块。上二味,先将生姜剖开,挖一坑,如黄连大,置黄连于姜中而阖之,火上烧熟,去姜用黄连,捣碎,泡水,点眼角。

甘寒为清热之品,苦寒乃清火所需,黄连大苦而寒,诚属火眼之要药。然眼中之火正炽,而以大寒之药冰之,寒热相激,恐成医障,故入姜煨之,以姜之热,调剂其寒,则无冰伏之患,以姜之辛,混和其苦,更有辛散之功。

碧云散方:鹅不食草二钱(采生者,置怀内,半月即干,易研细末),青黛一钱,川芎一钱(研末)。上三味研匀,每用大豆许,先噙水满口,后将此散嗜入鼻中,以出泪为度,不拘时嗿之。

此文郁周先生之方也。自注云：治眼目肿胀,红赤昏暗,羞明癮涩,风寒鼻塞,脑酸,外翳攀睛,眵泪稠黏等证,兼治一切鼻中疾病。盖此方以鹅不食草解毒为君,青黛去热为臣,川芎大辛除邪破留为使,升透之药也。大抵如开锅盖法,欲常使邪毒不闭,令有出路,然力少而锐,嗿之随效,宜常嗿以聚其力,凡目病俱可用之,神效。初患多用,不药即愈。

先解汤方：柴胡三钱,白芍三钱,炒栀三钱,云苓一钱,半夏一钱,羌活一钱。上六味,水煎服。

此亦齐有堂先生之方也。柴胡升胆气,炒栀清心热,羌活升散巅顶之风寒,法夏沉降肺胃之痰湿,而君之以白芍之开阴结,滋血润燥,柔肝培土,佐以云苓之甘淡益脾,利湿化痰,先行解散邪气,以免火眼之传染,诚良法也。又相传避视患眼传染,凡遇患眼看视,恐其传染,随即在净水缸中,将己目照过,则不传染,此殆藉水气以散火气,犹可说也。至于将厨内蒸笼,用红丝线上楼扎系其耳,莫令人知,以免传染,则不解其理矣。而乡人多用之,颇有效验,此殆所谓心理作用耶。至于病目者,另用盥盆手巾,勿与人同用,则人人所当注意者矣。

孕妇患外障,宜兼顾其胎,忌服之药,不可妄投,对证之药,中病即止。

此为孕妇患外障而言也。"兼顾"二字,非谓加保胎之药于方中也,亦非如丹溪之以四物为君,而另加治病之药也。所谓兼顾者,即忌服之药,不可妄投,对证之药,中病即止之谓也。孕妇忌服者,峻下破血,利小便之剂,不可轻用也。中病即止者,去其大半,勿过剂也。《经》曰：有故无殒,亦无殒也。医者,诊断处方,兼顾及之,权其轻重,度其缓急,运用之妙,存乎一心矣。

小儿外障,痘翳入目,豆壳散主之,续服加料蒙花散、加减地黄汤,并以银蝉饮代茶。凡痘翳入目,在一月以内者,白牛血(剪去足,用银锥溅血,点痘翳上)点之,一年以内者,鲜生蜂蜜(绸布滤去渣,点痘翳上,日数次,半月许可散净)点之,五年以内者,白贝齿(和冷水,磨浓汁,再加人乳,用银锥溅汁,点痘翳上,日十余次)点之,并用三根饼,包其寸关尺三部。

自此以下三节，皆为小儿外障而发也。痘乃先天之毒，为小儿必不可免之证，若子在母腹时，母体宁静者，其毒轻，或早种，或多种几次者，其毒亦轻，若种痘而遇瘟疫流行，痘夹疫气，其毒最重，或不种痘，而被时行天花所诱发，其毒亦重，往往有痘翳入目之患。凡痘翳入目，必在收靥之时，余毒攻目，或在复元之后，遮掩瞳人，终身遗憾。为父母者，当小儿出痘时，不可不详为检查也。

豆壳散方：绿豆壳五钱，黑豆壳五钱，白豆蔻壳三钱，柴胡二钱半，当归二钱半，白芍二钱半，蒲公英三钱，密蒙花三钱，夜明砂二钱（去灰，炒黄），粉丹皮三钱，薄荷一钱半，蝉蜕钱半（去翅）。上十二味，微炒捣粗末，分三次，水煎，母子同服。

此解毒之方也。以三豆壳解痘毒，以密蒙花、蝉蜕、夜明砂解目中之毒，以当归、蒲公英、粉丹皮解血分之毒，以柴胡、白芍、薄荷解气分之毒。药必子母同食者，以药与母服，变化乳汁，子吮母乳，可以代药汁也，此为小儿难于服药者言耳。若子能服，则母可以不服。又豆壳即豆之皮，非豆荚也，用者幸勿误会。

加料蒙花散方：谷精草五钱，密蒙花（酒洗，焙）五钱，蝉蜕五钱五分（去翅），白蒺藜三钱（炒），牛蒡子一钱五分（微炒），银花三钱，白菊花三钱（焙），石决明三钱（煅），望月砂五钱（焙），绿豆壳五钱（焙），浮萍（淘净置米筛上摊匀，另用盆贮水置筛于上，晒干焙研末）四钱，羊肝四两，陈柿饼每次三个。上十三味，除羊肝、柿饼外，共研细末，每用四钱，将羊肝用竹刀剖开，以药末擦在肝内，和陈柿饼，加水煮熟，汁肺柿饼皆可食，空心服，子母同食。

此文郁周经验方也。自注云：予少不知此道，凡家染天花，听信人医，致伤长子右目，以致终身抱恨。迨后博览诸书，按证临方，与人用之，未闻有损目者，故录此以警世之为父兄者。方中望月砂，宜用新鲜山野真正者，如无山野真望月砂，倍加谷精草，亦可。苟能依方多服，而翳膜自退，瞳子了然，疳疾亦宜，至重者，三料痊愈。

加减地黄汤方：熟地五钱，泽泻三钱，云苓三钱，粉丹皮三钱，淮山药三钱，女贞子三钱，蝉蜕三钱（去翅），白蔻壳三钱，绿豆壳五钱。上九味，水煎服，忌铁器，约四剂，即愈。

此即地黄汤，去枣皮之酸敛，加辛甘苦咸之品也。夫痘毒酿于先天，即男女媾精之副作用也，其欲火蕴蓄于肾，故用地黄汤泻其邪而益其精，女贞子结子于冬而色黑，故补肾阴，味苦辛平而质润，故能养肝平火，此以女贞易枣皮也，加绿豆壳以解痘毒，白蔻壳、蝉蜕以消翳膜，此制方之义也。

银蝉饮方：银花三钱，蝉蜕一钱（去翅），生蜜（适量）。上三味，将银蝉煎好去渣，调入生蜜，用以代茶，频频饮之。此轻清之品，芳香化毒，甘咸生津，用以代茶，诚属解烦渴而消蕴毒之妙品。

三根饼方：鲜算盘子根，鲜牛蒡子根，鲜野棉花根。上三味，洗净，等分，捣绒，加甜酒糟同捣，置锅内微炒，乘热作饼，包手上寸关尺三部，患左目包右手，患右目包左手，约半日许，包处必起泡，将药饼轻轻揭下，慎勿将泡弄破，数日自消散矣。设不慎，将泡损坏，其痘翳难散。

此移毒之方也。诸脉皆会于目，而寸口亦为脉之大会，故藉目可觇胸中之正不正，而诊寸口亦可以知胸中之病不病也，既属同类，故可相移，患左包右，患右包左，殆即阴阳互根之意乎。

小儿痘后余毒，或攻一目，或攻双目，黑珠凸出，翳膜满睛，赤热肿痛，眵泪交作者，胎兔丸主之。若黑珠未凸出者，加味泻肝肠主之，若灌脓之际，或汗下之后，目睛上吊，或露白睛者，培中养血汤加上桂（三钱），黑附片（三钱），炮姜（一钱）主之。

此为小儿出痘，余毒攻目，而分别其证治也。毒有轻重，体有虚实，见证既殊，故所治亦因之而异。胎兔丸、加味泻肝汤，皆治有余之证，惟培中养血汤加姜、桂、附，乃治不足之证。盖眼翻上而露白睛，得于大吐大下之后，或灌脓之时，此精气为脓血汗吐所耗，大虚之候。太阳为目上纲，出内眦，血枯则筋急，故上吊也。若误以为风热而散之解之，是速其死也。

胎兔丸方：胎兔（去毛洗净，阴阳瓦焙干为末，每服用一两一钱），蔓荆子一两，菊花一两。上三味，末之，炼川蜜为丸，量孩子大小，不拘钱分，白滚汤送下，子母同服，此古方也。吾爱吾子，物亦爱其子，今因救吾子目疾，而伤兔之母子，亦不仁之甚者矣。治此病时，可仿内障篇乌珠突出法，及蝉花无比散(即万应蝉花散加蒺藜)等法,此方不可轻用,设不得已而用之,宜多多放生戒杀,以养吾心之仁,庶乎其可,非独胎兔为然也,凡戕生命以治病者,莫不皆然。

痘毒攻目,而使黑珠凸出,翳膜满睛,赤热肿痛,眵泪交作,其先天中毒最深可知,兔为卯畜,卯属木而主开,用其胎,藉以清先天胎中热毒,毒解而目得以无恙也。蔓荆子、菊花,皆上行而清巅顶风热,故用为佐使,然戒人不可轻用者,所以养吾心之仁也。吾爱吾子,推吾爱子之心,以及于物,则不忍之心,油然而生矣。古者鸟兽孕,山虞禁罝罗[①],水虫孕,水虞禁罜䍡,山不槎蘖,泽不伐夭,鱼禁鲲鲕,兽长麛麇,鸟翼鷇卵,虫舍蚳蝝[②],虽曰蕃庶物,亦所以为天地倍造化,为吾心蓄生机也,又岂忍杀彼母子! 以救吾子乎。必不得已而用之,亦宜另外戒杀放生,庶得吾心之安,而足保吾子之长命矣。读者,幸勿以为迂而忽之。

加味泻肝汤方:龙胆草一钱(酒炒),车前仁一钱(炒),当归尾二钱,淮木通一钱,生甘草一钱,黄芩一钱,谷精草三钱,白蒺藜二钱,绿豆壳三钱,小生地二钱,山栀仁二钱。上十一味,水煎,子母同服,若大便闭结者,加大黄五钱。

此痘毒攻目,乌珠未曾凸出,但有翳膜满睛,赤热肿痛,眵泪交作,较前证为轻,故用此方。张景岳云:痘疮之火由内生,目为肝窍,肝主风木,病在目,故云风热,实以风生于火,由内热也。治此证者,不必去风,但治其火,火去则风自息矣。何也? 盖内生之风,与外感之风不同。外感之风,升之散之,则解散而去,内生之风,而再加升散,则火愈炽,而热愈高矣。常见治目多难救,而寒凉反以伤脾者,正以升降相杂,而用药有不精耳。《经》曰:高者抑之。果何谓乎? 今如古方之治火眼,凡用洗肝散,及洗肝明目散、芍药清肝散之类,总不如龙胆泻肝汤,而良方泻肝汤,又不如加味龙胆泻肝汤之

---

① 罝罗:捕捉鸟兽的网。
② 此段出自《国语·鲁语上》:"且夫山不槎蘖,泽不伐夭,鱼禁鲲鲕,兽长麛麇,鸟翼鷇卵,虫舍蚳蝝,蕃庶物也,古之训也。"意为山中不砍伐新生的枝条,湖泊旁不割取幼嫩的植物,不捕小鱼,不捉小鹿以及走兽幼子,捕鸟时要留下雏鸟和鸟卵,捕虫时要放开幼虫,这是为了让万物繁衍。这是古人的教导。

得宜也。愚谓凡外障之不由于外感者皆可服之,非特小儿为然也。

小儿外障,干火眼,羞见光明者,野稗散主之,红肿疼痛者,抽心散涂足心,甘草浸水(绞汁)磨明矾,敷眼皮。

干火眼,无泪无眵,而羞明怕日也,泪即泪腺,常润巩角诸膜,因受刺激而流出,《经》谓泪为肝液也。肝被郁则泪多,郁而为热则泪少而眵多。今泪眵俱无,则肝败矣。肝败而无其他之败征,故知非败也,不过机能停滞耳。羞明怕日者,脾家壅滞也。《经》曰饮食入胃,上输于脾,淫精于肝,脾气散精,上归于肺,通调水道,下输膀胱,水津四布,五经并行。可见输运水津之能力。

(《医界春秋》1935 年)

第二章　眼病科普

【导读】

本章主要收录的是眼睛保健和眼病预防相关的眼病科普文章 10 篇。其中主要包括两类：

第一类就是眼睛保健和用眼卫生方面的文章，包括《说目之卫生——需戴眼镜者其注意》《保护婴儿目光要法》《明目论》《目宜爱护论》4 篇。这几篇文章类似于今天的眼科科普文章，强调眼睛的重要性，倡导民众要爱护眼睛，做好眼睛的养护。这在卫生水平比较差、医疗条件比较落后的当时，是有重要的价值和意义的。

第二类是眼病预防类的文章，包括《脓漏眼预防法》《近视眼之预防研究》《沙眼预防法》《目病预防法略述》《健眼与沙眼预防法》《疳眼与维他命 A 浅说及好力生之功效》6 篇。中国近代，医疗卫生水平较差，民众对眼睛的保养和眼病的预防知识比较欠缺，再加上当时沙眼、脓漏眼等传染性眼病发病率也比较高，因此眼病预防和眼睛养护保健等知识的宣传和推广是非常有必要的。本章收录的 10 篇文章，在当时来讲，对民众的健康保健和知识普及来说，还是有积极的现实意义的。

脓漏眼预防法

陈　滋

人之器官，最要者为眼，而眼病之最险者，为白浊入目，七日之内，流脓无间断，遂使双目全瞽，名曰脓漏眼，又曰风眼。

白浊之毒为淋菌，入目后过一昼夜，即暴发赤眼，胞肿如杯，睑硬如板，目不能开，至第二三日，眼外流脓如牛乳，拭之不尽。此时乌睛多化脓而溃烂，及治愈已结白斑，甚则乌睛全破，睛帘脱出而成蟹蛛，及治愈已成旋螺。试就世间瞽目，乌睛变白如覆白壳，及乌睛突起如附旋螺者，查其当日发病之状况，知大半为脓漏眼之结果也。

白浊入目，不由于内攻，而出于外感，外感之路，大半因手指手巾不洁，含有淋菌，拭目时，淋菌入眼，遂致发病。预防之法，以灭绝淋菌不使入眼为无上之法，试详述如下。

（1）男流白浊者，女多白带者，宜令其熟知白浊白带入目，能发脓漏眼而失明，使讲自卫之法，并速治愈其白浊白带，以免危险。

（2）凡患白浊者，手指与手巾，宜常洗以防染淋毒，夜卧中及晨起时，尤不可以手指拭目，以防淋毒引入眼中。

（3）医师治白浊后，拭过手巾，宜悉数烧毁，用过器具，宜十分消毒，手指尤宜净洗，以防自染或染人。

（4）公厕之门钮，旅馆之枕被，浴堂、戏园、茶楼、酒肆之手巾，皆不免含淋毒，宜小心预防之。

（5）青楼为淋毒之巢窟，寝食其中，实甚危险，尤以手巾为传染之路，宜小心避之。

（6）无论何时，切不可用不洁之布片或他人之手巾拭目，在儿童时，即宜养成自携手巾之习惯，如此不但可以防脓漏眼，并可以免各种眼病。

（7）入浴时，头面与下身，宜分别洗之，切不可用洗下身之水与浴巾洗头面。

（8）民间有取尿治眼病之习惯，万一尿中有淋毒，即能染脓漏眼而失明（余今年已实见一患者），宜速禁绝之。

（9）产母多白带，产儿每染脓漏眼，宜先时用食盐水清洗阴部，以灭淋毒。

（10）初生儿以通不洁之产道而出，每染脓漏眼（余近四月之内治脓漏眼七人，初生儿凡四人），产出时宜以清洁布片拭面后，直用新制百分之二硝酸银水点眼，以预防之。

（11）洗初生儿，头面与身体宜分别洗之，洗头面宜用清洁面盆盛清水，用清洁手巾拭之，不可使污物入目，切不可用洗身体之盆与水洗头面。

（《中西医学报》1913 年 12 月）

近视眼之预防研究

任致远[1]

口髭与眼镜，昔者专为老人之物，晚近则渐次转为壮年青年所有，且有日益增多之势。每见十二三岁青年儿女，即架眼镜，眼镜之为物已成今日之一种流行品矣。健眼者用平光镜为装饰者固有之，但因近视而用近视镜者，尤为不少。然则近视眼何罕见于昔年，而多见于今日，其来盖有自也，试申论之。

儿童初生时，苟非得父母近视之遗传性，大抵皆远视。比年事稍长，使用眼力之处较多，渐成近视。至十五六岁以迄于二十一二岁，阅书愈多，使用眼方亦愈多，其近视必愈甚。故凡在高级之学生，鲜有不近视者。亦有因背父母师长，私藏小说等书，在灯光暗薄之处读之，而至酿成近视者，要之使用眼力愈多，则其近视亦愈甚。是一定之理也。

---

① 任致远：民国时期医家，曾在《中西医学报》发表文章。

眼患近视者,其接触外物,瞻望迷离,非藉近视镜之力,不能辨其究竟,甚有操作行旅,得眼镜之助则举,不得则废者,其困难如此,为害岂浅鲜哉。故近视初期患时,亟应注意,勿使增进近视量,未患者,尤宜预防之。

近视初期患时可得治愈者,是谓假性近视,真性近视殆未之有,设有之,无论如何名医,费几多手术,终属劳而无功,在假性时代不可怠于预防,当静心调养,节用眼力以保眼之健全。在身体发育期二十五岁以内,易罹此疾,偶一患之进行甚速,势必借眼镜之力以动作。于是,其近视量递进递甚,眼镜亦由浅光而递至深光,结果有致失明成盲者,其为累又不仅其一身已也,且遗传及于子孙可不畏哉。

近视眼之预防法(为保眼力之健全者也),无他,既成近视者,厥唯注意卫生,限制今后不再增进近视之量而已。

(1) 不可用眼过劳。

(2) 血充于脑,有郁血状态时,戒用眼力。

(3) 眼镜使用上须注意。

(4) 身体应图一般之强壮。

第四项姑不详述,前三项请为具体的说明如次:

(1) 使用眼力一小时,须得十分或十五分以上之休息。

(2) 读书时,觉眼枯痛,是眼已疲劳之故,不可勉强再用眼力。

(3) 夜间,不可治琐细事,凡劳眼力之事,当于昼间治之。

(4) 灯光薄暗之处,不宜读书,晚间宜早点灯火。

(5) 眼与书须距离一尺二寸以上。

(6) 灯火不足,及光线过强之处,或日光迎射,或有反射灯处,务须注意,不宜久居。

(7) 动摇光线,如蜡烛煤气灯下不宜久居。

(8) 活动影戏,极费目力,不宜连续观览至二三十分时以上。

(9) 为利用时间起见,在汽车电车中,展阅书报,或步行时读书,此种举动最易伤目,不可不慎。

(10) 夜间读书时,须用防光镜,勿使灯光直射入眼。如在保险灯下,须用深罩或贴以纸，以防光线直射之害。

（11）头部充血时，读书有损，读书时须端正其姿势。

（12）眼镜能不用最妙，若在假性近视时，即惯用之，势必成真性近视。

（13）真性近视之用近视镜，以能见物为度，所以限制其病势之增进也。

（14）眼镜之度数非正确者，固不佳，但过于正确者，亦有害，镜面如有损伤或倾斜，则此镜不可用。

（15）妨碍视力之眼病，如红眼结膜等症，当速治愈，并注意眼白处赤血走入。

（16）醉眼读书，有害卫生，因脑血涌积易致疲劳。

（17）深夜读书带睡气办事，为害最甚。

（18）在空气不洁处，使用眼力，或于闭室中作事，均属有害，他如剧场或吃烟室等，皆宜远之。

（19）急性近视之进化，短时日间即能丧目，殊为危险，遇此种病，宜速延专门医治之。

（20）灯光之温度，直接逼触头部面部者，亦有害应间以相当之距离。

以上所述，虽皆肤浅之见，然能于此一加研究，亦必有益于养生。即已病近视者，可以遏其进行；未患者，得以预防之也，愿我青年学子毋忽视之。

（《中西医学报》1917 年 7 月）

说目之卫生——需戴眼镜者其注意

康维新[①]

余浙东姚江人也，世居石堰流亭山之麓，一介庸夫，留意光学，于眼科学，尤为研究，凡有亲友前来，未患目疾者，固尝谆谆焉劝其预防。见其已患，莫不悉心治疗。至患近视远视者，亦谆嘱其戴验光镜，以卫其目，此正吾

---

① 康维新：民国时期医家，曾在《绍兴医药学报》发表眼科、儿科等临床各科文章多篇。

人尽有善相告之义,而不惮烦言也。眼镜一物,实为视觉器之一大保障,助目力之不及,避尘埃之飞扬。关于卫生者,殊非浅鲜,故眼镜之于人,略言之似可离,细言之实不可离。仆仆风尘,奔车行旅者,更不可离,今之戴眼镜者,往往不得其法,亦利害之参半,欲除其害,必先验明光线,以配镜面,又须戴用有节,以免隐损,其关系于目光之强弱亦大。鄙人一知半解,不敢缄默,爰列眼镜之应戴时期,及禁戴时期十二则,录登报端,以供戴眼镜者之采择。果能悉心体会,则于眼光前途,不无裨益,此即吾今日把管挥毫之微意耳。

一、应戴眼镜时期

(1) 逆风出行,宜戴镜,以防尘埃飞入(拙著《目病预防法》一篇,曾有逆风出行,宜戴眼镜数语,敬告同胞,此篇前登《中华卫生公报》,颇为引起阅者注意)。

(2) 文学家及医学家,及有近视远视等病,实行职业时,宜戴验光眼镜,工商家均同。

(3) 游戏家及旅行家,除无近视远视外,应戴平光眼镜,以免飞入意外沙尘,阻其游兴。

(4) 冶人、木工、泥司,及窑司石匠,作业时,不论其目有无病疾,纵宜戴清白平光眼镜,以防沙木等屑触目。

(5) 患天行赤眼(一名垢汽眼,一名红眼睛,一名赤目,英名睟急泗炎),宜戴蓝色眼镜,以免日光直射。

(6) 无时流泪,及瞽目之凹凸者,宜戴黑色眼镜,以免人见生厌。

(7) 与患天行赤眼人对话,须戴眼镜,以防感触其气,且面宜略斜,或首略俯,庶不传染。

二、禁戴眼镜时期

(1) 晨起非早膳后,不宜戴镜,即旅行家,如遇风不扬尘,亦不宜戴,因此时光线勃发,戴则反阻视力机能。

(2) 不论何时,食热茶点及食膳时,除患天行赤眼外,均宜脱镜。

(3) 日将晡时,不论士商,均应脱镜,否则反减其固有光线。

（4）夜间不论何项灯下，无凹凸目疾，不宜戴镜，不宜看细字，电灯下尤须戒慎，倘无必要事故，莫妙略停启视，以补视力，不然，恐近视者光愈近，光不近者变近视。

（5）劳瞻竭视，及戴镜时久，入休息处，即宜脱镜，如自影戏场而出，人烟稠密处而回等是，或闭目凝神数分钟，以养光线。

（《绍兴医药学报》1927 年 2 月）

沙 眼 预 防 法

孙祖烈①

沙眼西名 trachom，中文译作脱拿霍姆。初发时，是先起疼痛、流泪、红眼诸症状，到后来，眼睑里面生细小的颗粒，使眼珠和别的地方，起种种的变状。本病是一种慢性传染的眼病，十人之中，大约有四五人患此。他的传染物，就是从患沙眼的人，流出来的眼脂泪液等分泌物，由手指和器具物品媒介，侵入健康的眼内，而起本病。在初期症状是很轻微，常人都不留心，往往于不知不觉间，陷于重症的很多，又患了这种病，不肯请医士治疗，就是一旦治疗以后，因为没有恒性，中途间断医治，病根没有去掉，渐次使病势增进，终则视力减退，使人生的幸福丧失，变成失明症，真是可惨。现在把本病预防法，和应当注意的事项写出来，倘能大家遵守勿失，沙眼病或者不致传染到，即病毒也能防止他蔓延了。

（1）视力过劳，是本病的诱因。故无论日光与灯光及暗弱的光线下，切忌做细密的事情。

（2）尘埃、煤烟、强风及日光、灯火的直射等，最容易刺激眼睛，也是本病的诱因，宜注意避御。又尘埃中常含有本病的病毒在内，亦须当心防免。

（3）暗黑及常时紧闭的房屋，是病毒生存、传播沙眼的好地方，应常使

---

① 孙祖烈：民国时期医家，翻译日本石川洗直所著《人体解剖实习法》。曾在《中西医学报》《德华医学杂志》发表文章。

光线射入,空气流通为佳良。

(4) 身体宜讲求清洁,以颜面手指为最,指爪宜时时把剪刀剪除,使不留污秽,又衣服寝具等,须常洗濯,或常曝于日光中,此外住居也要十分干净。

(5) 手巾共用,为传播本病的媒介。家人应当各置一条,分别使用,其他如客栈、茶馆、浴堂、饭馆等处的手巾,万勿要用。

(6) 公用的洗脸盆,使用以前,必以清水洗涤。

(7) 雇佣仆人及女婢,宜注意他有无沙眼病,最好请医生检查。

(8) 眼呈赤色,觉有异物样感觉,对于光线,眼睑难于张开,或流泪等状,此时宜速请眼科医诊察。

(9) 点眼药水,切忌一家共用,如给别人涂点,最是危险。因为点眼水的瓶,常接触于眼部,沾染病毒,别人去点这药,不是移植病毒的好机会吗,应割除这种恶习惯。

(10) 不可与患沙眼的人接近。

(11) 一次罹本病后,在初期即当医治,至病根根除为止,切毋中途间断,没有长性治疗。

(12) 患沙眼的,宜注重公德,凡公共聚会场等所,切勿插足,若家中有人患沙眼,宜存本病能传染到别人的心念。

(13) 患者使用的手巾洗脸盆等,宜与他人区别安置,须时时暴于日光中,或用药物及别种方法来消毒。

(14) 病眼的眼脂流泪等,是传染沙眼的病源,宜十分注意,须常用柔软而清洁的布片类,以拭去他,其布片当用药物或煮沸消毒。

(《德华医学杂志》1928 年 1 月)

保护婴儿目光要法

傅步兰

我国四万万人民,其中瞽者约得百万,然致瞽之缘因,大半于初生时不知看护法,以致贻累终身,诚可叹也。步兰有鉴于斯,特述此则,以警告之。

　　婴儿初生时,咸具完全双目,决非生而瞽,为父母者,应知如何看护之法,兹将紧要数则列后。

　　(1)婴儿初生于七日间,宜细察其目有疾与否,日日用细软洁布净水洗之。若见目中微露红色,或眼水眼脓拥出不止,须速延医诊治,照方看护。或不便就医,即用简便治法,先用净水洁布,自内眼角顺洗至外眼角,洗毕,再用白色洁布折成小方形,以水湿之,覆于病眼之上,外用布裹好,若觉内布过热,即更他布,假左目有疾,慎防传至右目,此疾乃婴儿最险之症,耽延不治,必成盲人。因此疾而瞽者,约占三分之一。

　　(2)戒儿童玩耍铜铁锈坏剪刀器具及玻璃一切危险不洁之物,约十分之一,因此而瞽。假一目既伤,速就专门名医诊治,慎防延及他目,否则必成双瞽,看护不可不慎。

　　(3)婴儿患痧淋痘花及红痧、热症、喉症等,须留心察其所受之光,有碍目力与否,约十分之一,系患各症时所致。

　　(4)儿童体质不壮,或体内已受先天之毒,尤须格外加意看护,以杜此毒延及目中,致伤内筋,宜时携彼等在外受新鲜空气及阳光之力,忌食不易消化之物,约十分之二因先天之毒而成瞽。

　　(5)儿童目力既弱,灯光之下不宜过劳,致伤目力,否则有充足之光则可。

　　(6)小儿多喜试戴他人之目镜,为父母者宜戒之,或因其目力不足,可使医代配相宜之镜,否则能伤目,不可不慎。

　　(7)最宜注意孩童,初有目疾,急于就医诊视,勿因迁延,致生后悔,贻恨无穷,谅勿以予之言为河汉也。

　　附教养盲童法:

　　(1)凡教养盲儿,必如有完全之目者相同,令其思想不致迟钝,即如手可摸,耳可听,脑可思。为父母者,宜竭心思务,使其有天然之活泼。

　　(2)孩童既失目光之能力,常呆坐不思动,务使其行动游戏等事,如完全之目者同。

(3) 盲童既不便视，又不可独坐一隅，务令其动作自然，摸寻各物，以及户牖等处，熟悉室中情形，与有目者相等。

(4) 自最幼时令其自行服股，即如起卧梳洗、收拾房屋、检点衣履、吃喝等，勿待他人服侍，务期养成有自立之志，然彼等较有目者，势必迟钝，而教者须耐心导之，庶可收效。

(5) 平时宜察其动静举止规则，勿使其放荡不拘，即如行立不端，起坐不正，举止不合常度，种种不堪入目之弊病，教者务立时训正，以期举止合度，动静适宜，否则终身难改矣。

(6) 出则领之同行，游则携之同戏，否则留彼在家，必备玩耍之物，勿使独坐，休闲生厌。

(7) 暇时即训彼日用各事，即如长短远近，令彼以尺量之，动用器具各物，示以别之，以练其手指知觉之灵敏也。

(8) 训其助理家务，即如洒扫、修洗、豢养、缝纫、织结绒线等事，彼等均可为之，又可引起有甘于勤劳之志。

(9) 每见彼时，必以言语动之，或询其可闻何声否，亦闻何人语言否，此可练其耳之聪也。

(10) 凡聚谈要事时，勿使彼旁听，令其远避，因彼等耳力之聪，记忆之牢，胜于常人，宜令避之为善。

(11) 忌在盲人前言论盲人痛苦事迹，此等之人，闻之即生痛苦之心，为父母者宜体谅之。

(12) 宜设法令彼等精于记忆之术，即如述说一事，隔日令其道出，或择古今名人事迹，有关于品行道德者，时时讲论一则，以鼓励其心志。

(13) 五官中既有此大缺点，即须最幼时（约六七岁）送入盲人学校肄业，以期早成自立。

(14) 此前后两篇，与育子女者，大有裨益于世，免婴儿误堕盲人之队，即或不幸失明，亦可早期自立，不致仰仗他人之鼻息也。

（《中西医学报》1929 年 3 月）

明 目 论

梁朝浦

　　人之两目,犹天之日月,视万物,察秋毫,无微弗至。日月有时而晦昧,风云雷雨之所致也。眼目有时而失明,六欲七情之所伤也。盖目乃五脏之精华,为一身之主宰,故五脏分五轮,八卦分八廓。五轮者,金木水火土五行之所布也。肝属木,名风轮,在眼为乌睛;肺属金,名气轮,在眼为白睛;脾属土,名肉轮,在眼为上下胞;心属火,名血轮,在眼为两眦;肾属水,名骨轮,在眼为瞳人;至于八廓,无位有名。胆之腑为天廓,曰乾;膀胱之腑为地廓,曰坤;命门之腑为水廓,曰坎;小肠之腑为火廓,曰离;大肠之腑为山廓,曰艮;三焦之腑为泽廓,曰兑;脾胃之腑为雷廓,曰震;肺之腑为风廓,曰巽。此为眼目之根本,乃千古不磨之论也。故五脏蕴积风热,或七情之结不散,上攻于目,各于五脏见之,或肿痒羞明而多泪,或障膜昏暗而不明,其病有七十二症,各有所由,须究其源,若是风邪则驱散之,热邪则清凉之,气结则调顺之,切不可轻用针刀钩割,偶得其愈,出乎侥幸,一或有误,遂成终身之患。且又不可过用凉药,恐冰其轮血,凝而不流,反成痼疾。更当量其人之老幼,察其气血之虚实,方可用药,无不应验。假如肾部虚损,眼目昏花无光,或服食生冷过量,须多用补药,以暖下元,益其肾水。北方之人,眼患最多,皆因日冒风沙,夜卧火炕,二气交蒸,内蓄其热,使之然也,治之当用凉药,所以北方禀气与南方不同故也。凡小儿痘疹之后,毒气郁结于心肝二经,发于眼目,相害瞳人,如浮于肺经,而障膜遮睛,可治也。凡患目者,宜看五轮,有余则泻,不足则补。且肝者木也,木能生火,火乃木之子,木为火之母,肝经虚也,虚则补其母,实则泻其子,此良法也。治眼不过审其金、木、水、火、土虚实,子母相生相克,宜补宜泻而已,至于临症圆机,神而明之,又在乎人,专是业者,宜究心焉。

生理学论视觉器之组织，言之纂详，而未言涉及脏腑。《内经》则谓目之内部，分属五脏。盖生理学言其质，《内经》言其气，各有详略也。然目病多自内发，例如肺热则白睛通红，脾湿则眼胞浮肿，肾虚则瞳光暗昧，又凿凿有据也。兹篇以五行八卦分配五轮八廓，虽属上古术数时代一种假借名词，而在当时成为一种学说，推之多验，故未可厚非。近来兼重实质，正不妨合古今学说以互相印证，阅者分别观之可也。

（《国医杂志》1930 年秋）

目病预防法略述

康维新

人之一身，首重五官，五官之中，能观万物察秋毫者，非目乎。《灵枢·大惑论》曰：五脏六腑之精气，皆上注于目，而为之精。是则目贵乎湛然清明也，不然，虽有强健之体格，完全之精神，亦无异木石矣。目之功用既如此，安可不保之贵之乎？保目之法至为繁赜，非篇幅中所能尽，概括言之，要在平日之修养。先贤论保目之法，其扼要在于寡欲，鄙人以为欲固宜寡，而于饮食，及用目力，亦宜有节，兹贡一得之愚，谬列目之保养法四条，聊取防微杜渐之意耳。

保目戒食品：火酒、豕首肉、老鹅肉（粤谚云：老鹅嫩猫儿，食死无人知，以其能毒杀人云）、犬肉、全鹿丸（须对症服之，否则损目如桴鼓）、自死家畜、家禽、醉虾、芥辣、胡椒（我姚俗例，妇人产后，必食胡椒粉及绍酒等辛热品，往往产后有成目病者，及致婴孩目闭胞肿，出血上障者，此皆食辛热品之故）。

保目慎食品：绍酒、葱、韭、蒜、姜、羊肉、鸡肉（首足有毒）、各种煎炸鱼、虾。

简易保瞳法：毋与火烟相接触，毋热水多洗面目，毋暴怒伤肝，毋忧愤交并，逆风出行，宜遮眼镜，污秽恶浊之气，切勿熏目，汗珠切勿入目。

勿滥用目力：终日间劳瞻竭视后，怡情山水花木清幽之地，最为适宜。日将坠时，慎毋看书写字，及电灯下阅书，盖此时用目力，最易致目近视，夜睡以九十点钟为度，晨起以五六点钟为宜。

（《国医杂志》1930 年秋）

目 宜 爱 护 论

梁朝浦

目受五脏六腑之精华，为百骸九窍之至宝，洞观万物，朗视四方，若日月之丽天，如明镜之照耀，内连肝胆，外应睛瞳，窍虽开于肝门，本乃属平肾脏，为一身之要部，五官之首领。内分五轮，属于五脏，五轮之中，四轮不能视物，惟水轮乃普照无遗，物之毫厘可辨，物之轻重可分，有见即知，无远弗届，其功用之如此伟大者，盖赖瞳神之作用。瞳神者何？乃先天之元气所生，后天之精华所聚也。喻以日月，其理相同。午前小而午后大，盖随天地阴阳之运用也。且也男子右目不如左目之精明，女子左目不如右目之光耀，亦各得阴阳之禀受也。即此以观，可知瞳人构造之精微，与夫运用之神妙。是诚不可思议者矣。但目居高位，火性每易上炎，七情六淫之所伤，风尘烟障之为害，少有侵犯，病即从生，故平时亟宜爱护，临事须善调摄也。且人之精血有限，岂可削丧真元，倘纵情恣欲而不知戒备，竭视劳瞻而不知休息，必致终成痼疾，贻误终身，悔无及矣。《经》曰：欲无其患，先制其微，诚哉是言也。故凡明哲保身者，必能谨小慎微，维持调护，防之未然，保之有道，放怀息怒，以养天和，寡欲清心，以培元气，匪特免除目疾，抑亦康健延年矣。

（《国医杂志》1932 年春）

健眼与沙眼预防法

蒋鸿声[1]

目为人身至宝至要之物，人所咸知，盖其功用可以辨晦明，察纤毫，朗视四方，洞观万物，具此功用。而世人每多忽略，孰知罹病之危险，及盲目之痛苦，洵莫堪言语形容，所谓人间地狱者是也。冀世人有所警惕，免蹈覆辙，兹请举健目之常识与沙眼之预防法如后。

一、健眼法

（1）早起早睡为卫生上之原则，亦至宜于眼之卫生，又昏睡最易害眼，须注意焉。

（2）在黄昏时或光线不足之处，均不能看书、写字、缝纫等，盖光线不足之处，瞳孔放大，且最使眼之疲劳，又在日光直射之处，强光之刺激，亦且不便睁开，须宜避之。

（3）强光及闪光刺戟目力甚强，均足损眼，务须避之。

（4）凡夏季在烈日中，或冬季在白雪中步行者，均须戴黑色眼镜保护之，盖墨色镜能减强光之刺激，及白雪反射光之刺激。

（5）读书时灯光务必置于前面左上方，灯光与书籍之距离，以隔一尺或一尺五寸内外为最宜，灯罩宜用绿色，白色次之，惟不宜用红色，因红色刺激眼目。

（6）灯火以电光为宜（蓝色灯泡最佳），石油灯次之，光色须在十六支光至五十支光为标准。

（7）观书时当时常闭目，或眺望远方，或注视绿树，以资眼目之休息。

（8）乘舟或乘车时，不宜看书，盖舟车行时动摇，动摇而用目力，与目之

---

① 蒋鸿声：民国时期医家，曾在《神州国医学报》发表文章。

卫生发生障碍，又于卧床时看书，亦足损目。

（9）凡灰砂或煤烟入眼时，不可摩擦，宜暂时闭目静养，然后徐徐由眼尾向内一拭，则异物均能随泪流出。

（10）夜间不宜从事于图画、编物（有彩色者）及缝纫黑色物等，盖彩色之物与目之卫生有碍，尤以黑黄红等色为甚。

（11）在烈日中行后，不宜立入暗处，盖在烈日时，瞳孔缩小，入暗室时，骤然放大，是使瞳孔起特然变化，于眼为害颇大。故凡在强光中入暗室，须闭目顷刻，俾瞳孔渐渐放大，免受骤然刺激也。

二、沙眼预防法

沙眼在我国最多，而于人烟稠密处尤甚……奚知因此病而失明者，为数芸芸，敢告国人，切宜注意焉。兹请略述其症候，种类与预防方法，俾未患者，得知斯病之危险，加以预防，庶得失之东隅，而收之桑榆也。

（一）症候

本症初患时，多不感痛苦，只时有眼泪、眼脂，或异物之感觉，惟重症者则有羞明、疼痛，及视力发生障碍等现象。

（二）种类

（1）颗粒性沙眼：眼睑结膜（即眼皮内部）发赤，并生多数沙粒，状如芝麻，在眼睑穹隆处尤多。

（2）乳头性沙眼：眼睑结膜内，颗粒与乳头性增殖相杂者，为我人常见，然仅有高度之乳头性增殖，而无颗粒者亦多之，曰乳头性沙眼是也。

（3）瘢痕性沙眼：颗粒与乳头增殖消退后，结膜面呈白色之瘢痕，渐次增加，结至全面呈苍白色，而坚韧滑泽，眼睑软骨亦多肥厚或弯曲，睫毛倒生者甚多，此症于末期常见之。

（4）混合性沙眼：凡上述各种沙眼，混合而难以区别者，称为混合性沙眼。

(三) 预防法

1. 个人预防法

（1）沙眼之传染，全在患者之眼泪与眼脂，故凡患者所用之面盆、手巾等，均须谨慎区别，切莫与患者相混，或共用，即患者所用之药瓶洗眼器等，亦不可接触。倘已接触，宜速用石碱水洗之。

（2）家庭中所备面巾手帕，均宜专用，不可混同。凡往亲友家中或旅行时，均须携带自用之洗面等物。

（3）凡旅馆、酒楼、浴堂、戏院等公共场所之手巾，实为沙眼之媒介，故至为危险，切莫用之拭眼或揩面。

（4）手指亦为传染之良好媒介，故指甲务宜剪去，手指非经洗后，不可与眼接触，而接触后，非消毒不可，尤宜慎之。

（5）本症初起时，多不自觉，至感觉痛苦时，病已进行，故无论何人，每年必须验眼二三次，倘家庭中有一人患沙眼者，全部均须检验，以便事先预防，免遭池鱼之累也。

（6）凡家庭中乳母、婢仆等，亦宜请医师检验，俟其诊断，如无眼病，再行雇用，否则至为危险。

2. 社会预防法

（1）颁布预防沙眼之检眼法令，每年须强制检验一次。

（2）专任预防本病之医师。

（3）对人民有犯本病者，应免费疗治，并施药品。

（4）开设讲习所，以说明本病之痛苦与危险，以解释其病理之治疗，并授以预防之方法。

（5）多设立本病之治疗所。

（6）预防本病之设施，其费应由地方之卫生经费中支给之，俾贫病者，有免费疗治之机会也。

（《神州国医学报》1933 年 1 月）

疳眼与维他命 A 浅说及好力生之功效

顾宗孝[1]

疳眼者，即结膜干燥症与角膜软化之俗称，在我国小儿之眼病中患者甚多，尤其为贫乏之小儿或饥饱不节之乳儿更易罹之，考其原因皆为缺乏维他命 A 所致。

然结膜干燥症之发生皆附有他种严重之并发症，例如特发性夜盲，消化不良，肌瘦羸弱，百日咳，肺炎及腹泻等。

此症于初起时无红肿等特殊之外形，故为父母者每多放纵之，渐进则羞明涩泪，终日合睑不开，夜盲及瘙痒等现象发生，其症状为因缺乏维他命 A 之营养而起结膜干燥，于睑裂之球结膜失去光泽而成灰白色，且泪液亦不能湿润之，干燥高度时于结膜面上，似涂有银屑或石硷之泡沫发生，虽能用卷棉棒徐徐拭去，然于数小时内能再发生之，此即所谓 Bitot 氏斑是也。斯症之进行于起始时尚徐缓，稍进则其病势之进行亦随之由徐缓而转速矣。若于此时再无适当之治疗，则于数日内当能使角膜陷于软化而枯萎，即成角膜软化症。

角膜软化症之起始为角膜因受结膜干燥之波及致表面亦现干燥之涸浊失却光泽，至角膜干燥剧烈时，则其中央部之混浊更觉明显而渐陷于软化，组织坏死发生溃疡而起前房蓄脓，至此病势之进行更速，于数日内可使角膜全部崩坏而穿孔，或虹彩脱出而失明，或角膜膨胀而为角膜葡萄肿，此时其身体必异常虚弱甚至哭声嘶哑，而其最可畏者非至竟失明已，且更有丧失生命者，故宜时加注意之。

挽近医药两界对维他命之研究不遗余力，其成绩进步之惊人，真有一日千里之势。而于眼科一门，其应用之范围尤甚广大也。今单就维他命 A 一

---

[1] 顾宗孝：民国时期医家，曾在《国医导报》发表文章。

种言之,如人体内缺乏维他命 A 则能致发育障碍,此外能减退皮肤并黏膜对细菌之抵抗力,而易罹至各种传染病及减少内腺之分泌,故对于诸种新陈代谢病及甲状腺荷尔蒙等均有重大之关系,而于眼病最显著即发夜盲症(俗称鸡盲眼)及上述之眼球干燥症。

二月前余之诊所来一母亲携一年约三四岁之男孩求余诊治,例行诊察后知为结膜干燥症,据言发病已有半月余,并已经眼科医者二人之诊治,然无显著之效果。今由友人之介绍特来求治云,余知此二人皆误断为结膜炎矣。当于结膜囊中涂入含有极量维他命 A 之防腐性软膏,更授以少许,嘱其自己一日三次如样行之,另命其在药房购十西西好力生浓滴剂一瓶,每日九滴分三次服,并照例每日来余诊所一次,至二日后病势已见起色,一星期后病势顿见减退,已无显著之病态,续治一星期后竟告痊愈。其母大喜,如此可知好力生之功效伟大矣。其效力之准确实为维他命 A 制剂之最上乘者,服用之简便尤其余事也。

(《国医导报》1941 年 3 月)

第三章　眼科问答

【导读】

在近代中医药期刊中，有一类文章数量非常多，那就是问答类。普通民众写信给期刊，就某些他们关心或者急需解决的难题来进行提问，希望借助期刊这个平台得到相关专家的答复和建议；也有不少医生或者医学爱好者，写信给期刊，请期刊编辑或同行专家答疑解惑。而当时的期刊也刊登出了对这些问题的回复。

本章主要收录眼科相关的问答类文章33篇，按照发表时间排列。收录这类文章，一方面是为了展示近代中医药期刊中"问答"这一有代表性的文章类别；另一方面，有些问答的文章，记录了详细的眼科病案，对今天的眼科疾病的治疗，也有一定的参考价值。

目 病 求 方

缪一鸣①

医药学报社诸大医生钧鉴，谨启者，鄙人今岁逾弱冠二载，体本虚弱，自去年七月间，骤患目疾，左目黑白界上突出三四分之许，状如细杨梅瘰，日夜带胀带痛，久久不瘥，视物亦不光明，如是症象，此由何经所出，以何法可治？仰祈。

诸大高明，斟酌指教，并赐良方，而可除目疾，得能重见青天，诚感德于无涯矣。即询福安。

答缪一鸣目病求方，陈达三：

读二十七期《三三医报》，通讯栏内，详悉尊目，黑白界上，突出三四分，状如细杨梅瘰，带胀带痛，盖黑者风轮也，白者气轮也，突出三四分许，其症名曰气轮枯落，世所罕见，病由资禀素虚，客感厉风，兼之肺气上炎，郁而为热，留而为湿，湿热相抟，故淹淹胀起，涩痛不爽，遽成枯落，症属棘手，若不早治，恐成瞽目。悬拟养阴清肺，未识。高明以为然否。尚望政之。

附方：大生地八钱，大熟地八钱，全当归三钱，贝母八分，五味子八分，润元参三钱，炒白芍三钱，桔梗八分，天冬三钱，麦冬三钱，百合三钱，炙甘草八分。

（《三三医报》第二卷第二十九期）

问 青 盲 治 法

净土生②

谨启者，舍侄今年三岁，于前月间，患惊风之症，当经延医疗治，即行痊

---

① 缪一鸣：民国时期民众，曾在期刊中求治目病之方。
② 净土生：民国时期民众，曾在期刊中求治目青盲之方。

可，不意二目视而不见，状若青盲，眼白黑珠，与好眼无异，即瞳神亦晶莹如常，不大不小，开合自如。遍访目科诸医，无有识其病理，率皆束手无策。现卧食起居，与盲者一式，须人扶持，举家遑急，莫之所措，想贵会人才会集，不乏洞明之士，尚希赐示病理，并惠良方，倘能脱离长夜苦海，则终身感戴，颂扬无几矣。

答净君问青盲治法，逸人：

予读许宣治幼科治验散记，程氏子七岁患痫，他医用平胃散、炮姜、附子后，儿忽目不见物，许断为阴伤，用养阴药而全。净君令侄三岁，患惊风后失明，一则因痫伤阴，一则因惊伤阴，病状虽殊，病因则一。夫肝木鸱张之时，即阴液被劫之候，病后失明，瞳人内含液少，不能反应外光也，拟方于左，请高明参服之。

用六味地黄丸一钱，每日溶化，隔水炖热分二次与服。

另用煎剂：炒生地八分，南北沙参各四分，盐水炒川柏二分，当归身八分，白茯苓一钱，苦参二分，大白芍八分，广陵皮四分，煅石决明一钱，生炙甘草各二分。

小儿之水药宜少服，一剂可分两日服，因其脏腑娇嫩，药汁入胃太多恐其呕吐兼伤正气。

答净生君问青盲治法，史介生：

此症由惊风之后，肝阴肾液皆虚，致双目视而不见，状如青盲，眼白黑珠，与好眼无异，瞳神亦晶莹如常，兹以滋肾养肝法主治：

枸杞子二钱，五味子四分，菟丝子三钱，天冬三钱，当归身二钱，补骨脂二钱，泽泻二钱，谷精草三钱，白菊花钱半。上药服五剂后，再请详示病状以更方。

答净土生君青盲治法，余姚康焕章：

令侄因患惊风，双目光线顿失，此等盲证，年高者在所时有，因惊风而盲者，实所罕见。但惊风一症，有急性、慢性之别，虚实寒热之分，病因既殊，治法亦异。青盲一症，有因七情之伤，有因精血之损，有因玄府闭塞，令侄年方三岁，亦无所谓七情，今倏病惊风，谅令侄先天不足，气血孱弱，平素乳婢看护，所进饮食，未免不节，既病之后所投药物，或有利乎此而害乎彼，若服苦寒太过，真元不能通达九窍，服辛热过多，阴血不免耗损，诸如此类，均有失明之祸。先哲不尘子云，青盲一症，诊治迅速，或可复明，久则膏凝气定，即治亦无益矣。蒙想令侄之症，盲虽月余，年华尚幼，如果风水气三轮，一无所损，经治得法，或可重明。兹略贡拙方，冀图侥幸，是否有当，悉听尊裁。

独参汤，治服苦寒药太过失明之症：

吉林人参三分，冰糖一钱，煎汁温饮，间日服一剂，三剂为度。

鸡肝片：母鸡肝一个（用磁锋或竹片割下勿落水），夜明砂二钱，煅千里光三钱。上鸡肝和药，用箬壳裹住，加米泔水一汤碗，入瓦罐，文火炖熟后，将鸡肝切片，频频与服，连泔汤饮下更好。

珍珠粉，治服辛热药过多失明之症：珍珠粉一厘，人乳一杯，每日三次，每次服一厘。

（《绍兴医药学报星期增刊》1920 年 2 月）

问 目 疾 治 法

沈耕莘[①]

敬启者，莘素无目疾，今春忽然目赤，红肿羞明，流泪，眼眵尤多，服药外治，垂旬余之久始愈，此后于灯下多看书报，目即微红，秋季左眼白上，忽蒙白翳，渐侵眼黑，现视虽如常，恐积久不治，延为目眇，故书明病因现证，伏乞，海内外大雅，及贵社诸公，裁答赐方是幸，窃华体素单弱，肝胃火素炽，龈红肿之证时有。

答沈耕莘君问目疾治法，绍兴明明斋：

据云尊驾素患目疾，旧春复发又愈，多看书，目必红，此乃肝肾为病，阴精亏乏，每用眼力，而虚火上炎故也。迨后秋间，左眼白上忽蒙白翳，渐侵眼黑。盖因血虚气亦虚，营卫递相为病，合观前问有遗精之疾，更足证明其先

---

① 沈耕莘：民国时期商家，曾为华商上海水泥公司发起人之一。因患目疾在《绍兴医药学报星期增刊》求治目疾之法。

天不足,气血亏损之故。夫有形之血,必生于无形之气,无形之气,更赖有形之血,辗转相生,递相为用。今遗精既竭其肝肾之阴,安得复生其肺部之气,是以眼病竟现前象,此即不尘子所谓垂帘障者,颇相似也。治法当大补其阴,佐以去翳之药,俾水足自能制火,而阴阳相生,更兼内服外添,日久谅必有效,然否请酌之。

服药方:西洋参八分,大熟地六钱,败龟板四钱,肥知母二钱(盐水炒),川黄柏一钱,黑芝麻四钱,冬桑叶钱半,菟丝饼三钱,密蒙花钱半。

添药方:

老港濂珠①粉二分,琥珀粉二分,玛瑙粉二分,制甘石四分,淡硇砂五厘,头梅冰八厘。

(《绍兴医药学报星期增刊》1920 年 3 月)

答沈耕莘君问目疾方义,黄国材:

目之结膜炎,角膜炎(即眼膜红白眼红),多系外间微生物为害,目因病此一次后,而防卫力减弱,往往易于复患。据称目近灯阅书,即微红是目神经过敏易于充血(即阴虚易动火),翳膜者,西医谓是角膜之遗残物,用吸汲剂,自可收效。贵体神经衰弱,易兴奋(即阴虞火旺)血上升,目既充血而红,用地骨皮合肉汁,镇守神经之兴奋,引血下行,不充于目,而红自散,即西医收摄电气之理也。如翳未落,宜兼用鹅不食草,研末吹鼻,每日三次,其效更速,不揣谫陋,聊呈台鉴。

(《绍兴医药学报星期增刊》1920 年 12 月)

问近视眼治法

应 昇②

年龄廿四岁,生平好读书,终日手不释卷,虽在夜间,至十旬钟始睡。

---

① 老港濂珠:珍珠的一种,质量较高。
② 应昇:民国时期学者、医家。曾在《绍兴医药学报》《绍兴医药学报星期周刊》中问恶虐、近视的治疗方法,以及汉药代用西药之指针。

自幼年已然,惟年长一岁,则视线必再近数分,人形肥瘦长短适中,未尝请医诊治,已架托力克眼镜,不思全愈,惟思视线不可最近之法,想海内外不乏高明之士,请赐良法以御再近,则不胜感激之至。

答应昇君问近视眼的治法,高思潜:

近视的进行程度,不到失明不止,要想他维持现状,不是药物所能收功的,现在有两个法子,可以达到君的目的,愿君注意。

(1)消极疗法:黄昏灯下,不可看书,小字白纸的书,就是日里也不可看,眼镜不可常戴,最好不戴。

(2)积极疗法:同善社的静坐法。是超凡入圣的工具,有内观透视的效能,如果起信秉虔,精持猛进,真气所到,盲者复明,也是容易的事,何况求近视不进行呢。据该社善员说:"北京某先生,无锡唐文治先生,皆因近视失明来社求道,静坐数日,功效大彰,故北京、上海社务之发达,实二先生提倡之功焉。"这就是静坐法治愈近视失明的验案了。

(《绍兴医药学报星期增刊》1921 年 1 月)

问眼毛倒睫求治方法

胡亚鹤①

贵报增刊,有医疗顾问一门,为济世之慈航,起人生之疾苦,惟诸大君子,首倡医报,妙出心裁,足钦功并天高,增人寿域,感何可言。敝处有一妇人,年近五旬,早年丧夫无后不诚抱悒郁于怀,忽患眼毛倒睫之疾,十年余来,医治寡效,痛苦异常,眼毛稍长,即要拔去,否则倒转撮珠,苦无良法,虽是纤毫之疾,常吁触目之嗟。为此恳登增刊,伏求眼科专家,康维恂医学士,速赐妙方治法,或服煎药,或赐秘法,得起多年痼疾,是当结草衔环,并冀海内环球,高明博学医士,如有家藏秘术,俯赐速答增刊,倘能赖以获痊,症人

---

① 胡亚鹤:民国时期民众,曾在期刊中求治倒睫治法。

自当拜谢，人非草木，自知报恩，永矢弗忘也。

答胡亚鹤君问眼毛倒睫治法，张锡纯：

用木鳖子仁捶烂，以丝帛包作条塞鼻孔中，左患塞右，右患塞左，若左右俱患，则左右全塞，其睫毛自不倒矣。

又方：用两小竹板，宽一分，厚半分，长寸许，将近睫处之眼皮夹住，缠紧竹板两端，睡时勿掉落，半月后，所夹之皮，即干而脱下，亦无痕迹，眼皮由此紧缩，睫毛亦可不倒。用二方时，兼用蝉蜕数钱煎汤服数次更佳。

（《绍兴医药学报星期增刊》1921 年 5 月）

答问眼毛倒睫症治法，李振声：

阅五十四号《星刊》治疗顾问栏，载有眼毛倒睫一症，细省之，其症其因，实与愚治痉之敝亲相仿，用是不揣浅陋，谨将治验之方，录供同好。倘如法治后，其眼眩赤烂，痛痒俱瘥，而眼毛仍不分上下，尚望从速声明（尚有一方奉闻），再行效力可也。是否有当，尚望有道教正。

内服方：北细辛一钱，毛知母三钱，青防风一钱，生大黄一钱，芜蔚子二钱，原蚕砂一钱，生白芍二钱，羚羊角（先煎）一钱。水三杯煎至一杯，食后服。

外治方：石燕一对，火煅醋淬七次，加雅连①、枯矾、五倍子各二钱，共为末，用牛膝煎汤调敷眼皮上，日三四次。

（《绍兴医药学报星期增刊》1921 年 5 月）

答亚鹤君问睫毛倒入治法，康维恂：

肺虚脾惫，睫毛倒入，每一瞬视，激刺睛珠，殆不可堪之苦楚，凡患此症者，抑且羞明流泪，发赤作痛，无时或绝，若因循不疗治，轻则遮明，重则失明。贵邻妇，早年媚寡，怏怏悲泣，未免耗血伤精，今既病倒睫十余年，苟欲疗全，舍夹末由，然拔去睫毛，霎时亦可略清，内服汤剂，外施敷药，一旦亦堪取效，不过治表不治本，终非善法。兹将夹治之法列下，到

① 雅连：是黄连药典品种之一，国家珍稀物种二级植物，被历朝太医院采用，又名贡连，是计划经济年代国家黄连唯一出口品种，为中国四川省洪雅县特产。

请鉴核。

夹法：用毛竹一片，阔二分许，长一寸许（至好量病者之眼梢作准）正中平破，不可削去锋，先扎定一头，一头斜侧放开，将患眼上皮，安置竹片缝中，用洋线络住，教渠载闭载睁，仔细看真睫毛毫无倒入，开闭舒服，方可着力扎紧，扎至血不流行夹外之肉为度。夹至七天，其肉自僵，然后用斜口利刀（如剔脚刀式）先割去其僵肉，继剪散其夹线，如是之后，再停七天，自然痂落平复，又将夹之际，须先用麻肉药敷睑脆上，使皮肉麻木。附麻肉方：川乌五分，草乌五分，蟾酥二分，研极细末，用火酒调敷待肉觉灼热，宜即除药上夹。

综上述夹法，非属杜撰，眼科书中所必有，非仅理想，治疗上所常验，不过如此夹法，未能使患者不觉痛楚，亦憾事焉。近闻西人医院，遇此证候，用剪头切断低垂有余之睑皮，以线缝合，毫无疼痛，鄙意贵邻妇倘畏竹夹之痛，可往西人医院疗治之。如西医轻率从事，亦有缝后复倒者，求医时，须叮咛之。噫！优胜劣败，天演定例，兴言及此，顿嗟不学无术之耻，麻肉无方之恨，回想吾同社君子，不乏中西汇通之士，定有使皮肉麻木之方，未谙肯以孺子之可教而辱教之乎！燮忱附告。

（《绍兴医药学报氢气增刊》1921 年 5 月）

答眼毛里倒治法，岳文台：

阅本杂志第六期问答栏内载有奉天消防队文牍员王君问眼毛里倒治法一则，据云现年二十五岁，由二十一岁春季发生眼疾之症，当即用针服药旬日而愈，夏间复犯，发生翳膜，医治无效，及至客岁秋间，添有眼毛里倒，磨痛羞明，视力薄弱之患，今岁上元节后，经本会文书部长刘哲苍先生施以方剂，未逾半月，颇有效验，惟眼毛里倒未痊等情，特此恳请医界诸公再赐良方云云。按：眼毛里倒即中医眼科诸书所谓拳毛倒睫证也。是症初起必因其人肝风壅盛，肝经瘀热内结，脾胃之湿热蒸冲，以致皮松弦紧，白睛赤涩，黑睛昏暗，翳膜遮覆，痛涩作痒，怕日羞明，治宜清肝通脾泻胃、活血散瘀之品主之，或可治愈。如王君所患之疾已四年之久，幸经本会刘君治愈睛珠翳膜诸症，良非易也。其眼毛里倒不愈者，何也？缘是症患之日久，时发时愈，痛痒无常，痒时必以手揉，揉久其外皮必松，外皮松则眼毛内倒矣。胞之外皮与内皮不能联合，故有擦磨之弊，岂内服药所能达到也？必须以手术割去松皮，合而缝之，方可痊愈。兹将割缝手术详列于后。

（1）消毒。用器皆宜以酒精或碳酸水消毒。

（2）注射。消毒后由皮松处用空针注入局部麻醉。

（3）割缝。用直镊子将松皮镊起割去，松皮割开之后如有高肉即（蠹肉）亦须割去半分许，使紫血流净，以防复犯，消毒后合而缝之。

（4）防腐。用精制棉蘸海碘酒敷刀口，以绷带裹之，勿令透风，每日换药一次。

（5）抽线。四日后视其刀口长平，将线口剪开，抽去线，不用绷带可也。

（6）制马尾线法。取活马之尾用硼酸水煮去油质，汽水洗净入大口瓶内酒精泡之听用。但割眼皮用此线者，取其细而且滑易抽不落斑痕故也。

（《丰田医学杂志》1925 年 4 月）

问 眼 病 治 法

章晓崑[1]

鄙人有老母，年已六旬，患目疾近二十余年未愈，此疾系产后所得，先仅左眼红肿剧痛，医治无效，嗣后左眼角生一小洞，忽闭忽肿，若是者十有四年，近七八年以来，该洞虽愈，而两眼眶缩小，视物不甚明了，又常常白眼珠先作红，后起翳，又先总从左眼患至右眼，递嬗传患，无复已时，其红筋时时抽痛。据医生云，乃因肝病血亏所致，丸药及水药常服，总不除根，好时一月之中，不过数日，请赐一方，当感激无涯焉。

答章晓崑问眼病治法，陶垂躬：

夫人身之结构，外而皮肉，内而筋骨，所以具活泼灵机，动作自由者，以

---

[1] 章晓崑：民国时期民众，曾在期刊中求治眼病和腹痛治法。

其精气精神之配合也。神足气生,气满精充,而藉以运用周流者,则血是也,血有太过不及,则气因之而病,故气洽则全身活泼,气凝则百病丛生,气乱而神经昏迷,气绝且生命毕矣。令堂年已六旬,气血已亏,精神日减,荣卫不调,筋脉不仁,宜乎久年目疾,不能功效神速也。两眶缩小,锐眦陷潭,由左目而传右目,盖为气虚,亦为血虚之明征也。何以言之,考诸历来医书有血不调,脾肺受伤之语,故左目病发先由红痛,继起白翳皮急紧小,病在脾肺,彰然明矣。治病治源,所以仅仅外药不为功,必须内外夹攻,方无向隅之叹。内服阳生阴长,佐以退翳之法,外点赵氏光明丹(方在应验良方《绍兴医药学报》社刊行),是否有当,尚望高明教正。

附方:炙黄芪三钱,潞党参三钱,炙甘草一钱,蔓荆子三钱,新会皮一钱,白归身二钱,白菊花二钱,蒙花二钱,炒白芍三钱,木贼草一钱五分。

(《绍兴医药学报星期增刊》1921 年 7 月)

答章晓崑问眼病治法,彭葆森:

《经》曰:五脏六腑之精华,皆上注于目。又曰:目者肝之窍也,目得血则能视。假使一阴一阳,液充汁旺,至老永无目病之患。令堂目疾,据由产后所得,念余年来,递嬗传患,无复已时,远因之患,谅必产后亡血过多,或则外风乘虚而入,盖因肝脏血少,胆腑亦失滋荣其血其液,又乏上供空窍,故先左目红肿剧痛,继患眼角生有小洞,其漏谅在大眦之间,亦因肝虚乏养,火风乘虚上升,致有忽闭忽肿之累。今据近因为病,惟两眼眶缩小,白珠先红而后起翳,视物不能明了,渐趋黑暗之虑,至论眼皮紧急缩小,系属风木胜土之症,老年最怕,膏血枯槁,致成痼疾,虽治无益,好在一月之中,尚有数日光明,或堪乘时救济,以疗厥矣。溯症之原,既由产后起病,显是内因为患之症,年龄花甲,下元根底已虚,药宜柔肝滋肾,和阳息风为稳。查太乙进呈还睛丸,正合是症之治疗,其功用能养性安神,搜风明目却热除邪,修肝补肾,虽高年气血虚弱,服之即见光明清白,是丸请向杭州庆余堂购之,每服三钱,空心淡盐汤下,令堂服是丸后,果得奇效,务希登入星刊答慰为盼。至翳膜一时不能速去,必须外点磨翳光明散,本堂有备。

(《绍兴医药学报星期增刊》1921 年 8 月)

问小孩眼病治法

胡钟岳[1]

兹为三岁孩童,两次种痘不出,自出胎至周岁间,身体发化,目大而珠极黑,神童目光颇足。从去年起,眼白常红,见阳光灯火,畏不敢开,甚至双目细小,是否肝胃火炽,现今更遽,连牙肉出血,形容亦不如前之发化。然乳母乳水浓厚,足供其量,未识病之根源,兼之敝县无专门儿科,想小孩身力虽弱,系是纯阳体元,患此恶疾,使鄙人束手无策。读贵会月报,如有疑症,尽可缮具病状,敬陈《药学报》编辑部,无不即赐答复,为此胪侧病状,敬求高明仁君,惠赐再造之德。良方乞登贵社月刊报内,普济施惠,莫过于斯。务恳贵会员,即抱迷困,出我危境,非特身受者之感恩没齿难忘,而阖家同深感激,具此特字敬启(小溲清时多,大便燥时多)。

答胡钟岳君问小孩眼病治法,喻万邦:

眼白常红者,盖两次种痘不出,而禀受以来蕴积诸邪,未经发泄,凌害清虚故也。见阳光烟火,畏不敢开者,盖真元不足,不能运精华以敌阳光者也。至其双目细小,则因脾失健运之力,牙肉出血,肝火内逼使然。兹以管窥之见,拟以健脾清肝治之,然耶否耶? 敬候明载。

拟方列下:南沙参三钱,於潜术[2]一钱,炒扁豆二钱,薏苡仁三钱,云茯苓三钱,车前子三钱,生打石决明四钱,夏枯花三钱,人中白一钱,炒白芍二钱,清炙甘草五分。

（《绍兴医药学报星期增刊》1922 年 5 月）

答胡钟岳问小儿目疾,胡天宗:

曾问儿年三龄,瞳光颇足体壮形,目珠极黑,乳汁足供饮,去岁眼白常红,甚至日圈缩小,牙肉出血淋,终日目闭,畏见阳光灯火影,揣情非是水不

---

[1] 胡钟岳:民国时期医家,曾在期刊中求问治小孩眼病之治法。
[2] 於潜术:产于浙江於潜(今属浙江杭州临安区)的白术。

足,畏火羞明,双眸赤者是肝盛。《经》以白珠属肺气之精,因火因风,肝肺胃热上炎腾,上下眼,属脾胃,散于目下,胃之细筋,肌肉之精生约束,目圈缩小,因被热灼而不能濡润日系之筋,有升无降,肝肺胃热而不平,若作虚治,无益反害损睛,拟用凉血泻肝之品,还请专科评论。

煎方:羚羊片一钱(另煎透冲药),大生地三钱,生石膏三钱(轧细),生箭芪二钱,赤白芍各钱半,龙胆草一钱,淡黄芩一钱,淮山药三钱,经霜桑叶三钱,小川连八分,湖丹皮钱半,杭麦冬钱半,北沙参二钱,软柴胡五分,加鲜茅根肉五钱(去衣筋膜),同煎。

(《绍兴医药学报星期增刊》1922 年 6 月)

问 眼 病 治 法

张黼章①

鄙亲胡化甫,近患眼疾,谨将病状开列于后。

前因:在县房内充书记,誊写阅看,中夜不辍,操劳过度。

近因:内外不顺,忧闷交集。

病状:两瞳有白点如绿豆,右大左小,远近皆不能视,羞明,如见日光则流泪,别无症状。胡君贫苦士也,求治甚急,而本地医生,昏瞶万状,言各异词,而西医院云系白内障,非割治不可,胡君不欲而无他法,鄙人想《绍报星刊》,通行海内,诸医士术超卢扁,艺深景岳者,正不乏人,如能不吝珠玉,俯赐良方,俾得重见天日,再复原状,是不啻再生之也。岂敢忘大德欤?

答张黼章君问眼疾治法,张锡纯:

观一百十五号所登之案,确系内障,外点药无益,内服药亦不易消,惟蛴螬②可以消之。《本经》主治目中淫肤,青翳白膜。其善消目之翳障可知。

---

① 张黼章:民国时期商家,曾任邢台市商人联合会主席。曾在期刊中问治眼病法。
② 蛴螬:为鳃金龟科动物东北大黑鳃金龟及其近缘动物的幼虫。分布于我国大部分地区。具有破瘀、散结、止痛、解毒之功效。

内障宜油炙服之。外障宜取其汁滴眼中。

[按] 蝼蛄各处皆有，多生于粪土之中，园圃种菜者，多壅以粪，即多生此物，其状如蚕，喜啮菜蔬之根，俗呼谓地蚕。

晋书盛彦母氏失明，躬自侍养，母食必自哺之，母病既久，至于婢使，数见鞭棰，婢愤恨，伺侍暂行，取蝼蛄炙饴之，母食以为美，然疑是异物，密藏以示彦，彦见之，抱母恸哭绝而复苏，母目豁然，从此遂愈。

又陆定国曰：余在曲江，有将官以瞽离军，嘱其子俾馈事，供蝼蛄，须秘之，防其父知旬日后目明，趋庭申谢。

（《绍兴医药学报星期增刊》1922 年 6 月）

应任伯和问目疾治法

康维恂[①]

令友黄君因争斗闹气，目痛视昏，怒气伤肝昭然，缘乌睛属肝、瞳神属肾，肝肾有疾必现于睛。迨夜作痛视昏，傍午始明，阳胜于阴，窃思黄君年华将逾不惑，其心急多躁不减，血气方刚之人，且平时劳思与拂逆事亦所时有倘，长斯以往，光线之弱，恐年不如年，至谓内障似尚未成疗治之法，非药养兼到，难以奏功，兹就管见所及谨答于下，试用后是否有效，仍在本报披露或直接通信亦属便捷。

汤方：大生地四钱，西当归钱半，白菊花钱半，拌炒东白芍二钱，川芎六分，草决明三钱，楮实子钱半，香附子钱半，女贞子三钱，煅石决明五钱，桑椹子三钱，合欢花五朵。上药请先试服三帖，容再拟方。

另购桑椹膏半斤，每日早夕服一羹匙，开水冲化温饮。

卫生：每日早晨及临晚时大嘘（呼出气缓曰嘘）三十嘘，嘘时眼宜睁视。盖嘘则通肝，能祛肝家一切郁热，胆生于肝，最好清爽，世有眼目不明者，因肝热犯胆，胆气上攻于目，大嘘之后自然目明气宁，惟宜常行，毋一曝十寒。

（《三三医报》1923 年 8 月）

---

① 康维恂：民国时期著名眼科医家，著有《眼科菁华录》《目病浅治法》《色门棒喝》等，在《中医杂志》《绍兴医药学报》等杂志中发表文章多篇。

征求目疾疗法

何广生[①]

内子卢锡麟，沉静寡言，素多白带，当壮盛时，偶有感触，小产随之。四十以后，仅生有一女不育，未免郁结，理年五十五岁，虚象毕陈，去腊以来，时觉口味苦头昏，热气上冲，时作时止，左眼白睛通赤，干涩微痛，思饮热水，旋即稍愈。至本年仲春，红赤更甚，涩泪羞明胀痛，有加无已，延至四月，黑睛上面正中，忽然低陷，如豆大然，初服中药，有谓脾湿上攻，有谓宜从肝肾着手，有谓血亏风动，及至处方，如石投水，后因眼科草头医敷以鲜药，又增内眦烂痛，左部头耳肩臂亦痛，背中奇痒，手指麻木，足趾厥逆，脉象右手三总按沉涩，单诊寸部似浮，左三总按虚弱，单诊寸部弦大，饮食日进少许，午后至夜痛剧，黎明上午稍可，此十月内经过大概情形也。用特缕晰录呈敬恳赐登贵刊，广求海内宏博君子，大发慈悲，详细指导，俾痼疾痊愈，如同再造矣。倘蒙直接惠复，请寄湖南芷江县城内育婴堂第一三号，尤所感祷，至将来效验如何，容后续登报告。

答何君问目疾，康维恂：

树金先生台电阅尊开，病源知初系阴有余而阳不足，故近视清而远视糊，今变黑花茫茫，证属肾虚，盖事机多悖，郁怒难免伤肝，但鄙人治眼有年矣，自信小有经验，今见尊开病状甚详，敢将诊余休息之工夫，敬献拙方一二，倘不以言简多陋，试服拙方，或可奏效于万一，否则恐滋瞳大瞳绿等证至，详答病因及解释原理，实无暇非无心，请恕之。

内服汤方：大熟地五钱，大生地四钱，西归身二钱，贵州黄草三钱，怀牛膝（盐水炒）三钱，潼白蒺藜各三钱，焦枳壳六分，以杏仁三钱，防风钱半，制首乌三钱，煅石决明五钱。五帖。

另服丸方：《千金》慈朱丸二两，每晨吞十五粒，粥饮汤润下，上药试服

---

① 何广生：民国时期医家，曾在期刊中询问目疾等疾病的治法。

后,有无效果请再示知。

（《三三医报》1923 年 10 月）

敬问目疾治法

徐炳和①

敬启者，鄙人年二十一岁，身负教务，于九月初旬问偶患右目红丝满布（不甚红），黑睛无恙，惟白珠上稍肿，如灌脓，然揉之成泡，不揉则无有时痒，不可堪余，以浓墨点入，片时有丝外出，忆前发时而右手患游风一次，卧床片时起则觉头昏目眩、晕闷欲倒，口角燥结开则痛，惟身体如常，但未知此症有无后患，抑亦未识，此缘何故，敢叩诸大方家赐教为幸，并乞良方，不胜感激之至。

答徐炳和君问目疾，王肖舫：

据第十一号所述，各节乃是肺经蕴热，因受风寒而发此病，之原因乃是夜深不眠，劳恩殚精，阴液受亏，虚热上越，须用清开润各法。拟方治之，检阅拙注《简明眼科学》所载金阵、木阵各方，选用量病酌定分量，治之即愈，绝无后患，但恐时常触犯耳。此等病宜讲卫生，远酒色辛辣等物，定保毕生安和，无故好动气尤为此病所忌也。

（《三三医报》1924 年 1 月）

问白翳眼治法

唐秋成②

吉生先生暨海内各大医士钧鉴，舍亲陈君于二年前两目红肿，即延当地医生诊治，一无见效，后至绍兴及各处求治，金认为头疯穿珠，左右头角，灸

---

① 徐炳和：民国时期学者、教育工作者，曾在期刊中问治目疾之法。
② 唐秋成：民国时期学者，曾在期刊中问治目疾之法，还曾致信为《三三医报》提出编辑和出版建议。

以艾火,亦不见效,甚且愈见愈甚,现在两目白翳满张,不红不肿,惟觉有痛,其视物则灯光亦不能见,终日闷闷,情殊可悯,观贵报有问难一门,厚惠于病家者,实大今特将病状笔述于此,还请诸大家施以神方,俾得早起沉疴,则不特舍亲一人之幸,亦即社会同病者之幸也。如荷垂答,仍请在《三三医报》内披露,为祷肃,此敬请道安。

答唐秋成君问白翳眼治法,汤仲明:

方用:当门子五厘,上梅片一分,明雄黄一钱,飞黄丹①一钱,轻粉二分,共研极细末,每用分许,装芦管内,吹入耳内,左翳吹左,右翳吹右,若左右都有翳,则吹两耳。外用新棉花塞住,此方屡试屡验,若初起,一吹即退,年久者亦可得二三光。吹药服药切忌鱼腥葱蒜及恚怒色欲。

外服方:蝉蜕一钱五分,生杵石决明四钱,夜明砂二钱,甘菊花钱五,玄参二钱,菟丝饼三钱,密蒙花二钱,生乳香一钱,生没药一钱。服药十剂。若为丸,石决明须煅研极细方可。

(《三三医报》1924 年 4 月)

问右目右手指之病治法

陈白言②

小儿国祥年十四岁,右手指木硬,屈伸不利,右臂掌均细瘦,右足无力,前年庚申正月染疫,误服散利下气攻补,遂抽搐,神糊语音鼻出,服药虽愈而痰涎多,手指如旧,两足夜寐时搐。辛酉七月入校,立多坐少,课严力薄,至九月头疼,腰脊强痛,因跋涉十余里项强服祛风药即目盲不见,盲愈右目黑睛斜视,专向大眦,读书声破气,痰上升时而吐痰,乃顽痰滞喉,咽噎碍食,请《三三医报》登入通讯栏内阅报诸大医士赐一良方,不胜感德之至。

---

① 飞黄丹:以带毛雀儿、金丝矾等为主要组成药物的药方。制作方法:用带毛雀儿,取去肠、肚,将金丝矾研细,装放雀儿肚满,缝合,用桑柴火缓缓煨烧成炭,研为细末。
② 陈白言:民国时期民众,曾在期刊中问目、手指疾病以及胸前疼痛等疾病的治法。

答陈白言君问右目及右手之病治法，杨燨熙：

[按]目为五脏之光华，六腑诸经之外候，明察秋毫者，阴阳平调脏腑和洽而无疾也，至右水轮（即黑睛）斜视而向大眦，及手指臂掌足等病者，乃肝血有亏，肝阳气火偏旺失于既济未能涵养，则目珠不荣，肢指亦不能灌溉而为己用也，臂掌细瘦犹为明微①，肝开窍于目，无寸筋不属于肝，肝条则脾舒，脾主四肢（《经》以手得血而能握足得血而能行），倘煦濡如常焉，有手指木硬、两足抽搐等之有哉。至既往症瘟疫（不知所服何药必须详明，倘有不合必需药医药也）所云病状，乃是温病或脑脊髓膜炎内传之象，非太阳病，亦非奇经督脉冲任等病，乃余热不平，真阴受戕，厥阴失调，发于经脉，肺失肃清，以致声门不利，语音故由鼻而出也。至跋涉十余里项稍强者，乃气虚血弱失荣也，勿拘寒乘使然，不必祛邪发表，反伤阴气而使目盲，《经》以精脱者目失明也，喉声几破痰气升者，夫肺属金，如庙中之钟空则声鸣塞，则声哑破，则喉声几破，痰有虚实、寒热、燥湿、顽痰、痰饮之不同，以舌部前光后黄，中央有指大无皮而论为虚痰热痰也。越人云，痰即有形之火，火即无形之痰，攻之伤气化之伤津，津气伤则诸症蜂起而痰未见其化也，必当治痰之本。古人先顺其气，气顺则痰消矣。然于斯症斯苔论治则不当以顺气之品，切勿以顽痰滞喉而诊断也。咽噎者，咽为肺胃之门户，阴液伤而气失宣肃则生热，热生痰，痰阻，故噎也。碍食者，胃失冲和，由胃汁缺乏也，气上者，诸逆上冲皆属于热（间有属寒），吐痰者，肝木侮胃，胃之黏汁似痰非痰，不归正化，下行困难也，食下则气上反呛于鼻者，胃乏容纳之权，肺失相传之责，痰热内扰不下，即上也。头疼腰脊强痛者，头为诸阳之首，纯阳无阴之处，惟肝阳胃热易于上扰。腰为肾之府，脊者肾之路，由病伤于肾阴，水不涵木所致，何拘散利下气及消痰攻补之药哉。至三日疟延有百余天，勿与寻常比例，即体壮者亦变为虚，而况肝胃阴弱之质乎？脉象沉部弦数，可据拟培真阴之不足，制虚阳之有余，乙癸同源，水升火降，则阴平而阳秘矣。此古之良谋，谅可有中。

羚羊角片五分（先煎），大生地二钱，九孔石决明五钱（先煎），川丹皮一

---

① 微：疑作"征"。

钱,白蒺藜二钱,润元参一钱五分,天门冬二钱,女贞子三钱,怀山药四钱,旱莲草二钱,黑芝麻四钱,白芦根一两(先煎去节),杭白芍一钱,炙甘草四分,鲜青果一枚。

(《三三医报》1924 年 2 月)

征求目疾效方

毛毅之[1]

鄙之室人,年三十余,因境遇不良,常忧郁愤闷,以致近四五年来,屡患目疾,时发时愈,发时目赤肿痛,但流热泪,并无眼眵,而乌珠之上,生有微小凹陷,类似水果表面之腐斑,凹陷周围有脓样体(在眼球璧[2]膜以内),形如蝉翼,又如水晶棉,遮蔽瞳孔,视物不清,将成盲瞽,危险堪虞,伏乞。

主编先生及海内外名医,概施仁术,示以特效药方,以资救济,则鄙人铭感五中,没齿不忘矣。

毛君夫人之眼疾,与西医所述之眼球脓炎极相类似,其眼球必肿,少动甚疼,眼球有脓样体,不久即破而流脓,破后疼即减,眼球渐渐缩少枯槁,而视力随之大差。曾代询友人西医眼科专家李君,据谓无论何法,不能使其眼不失明,治标之法,同热水布敷之,以减其肿疼,若疼痛甚剧,不如早日将眼球剜去,减少病痛云云。编者对于眼科,苦无经验,未敢悬拟,深望海内外同道,有所赐教也(编者)。

答毛君问目疾,倪静芳:

得读贵刊,见有毛君征求目疾一则,据述症状,其主因由于"忧郁愤闷"所致,前贤所谓肝郁则化风化火,风热上攻,目赤肿痛,多泪隐涩,名曰火眼,与今说神经抑郁则易兴奋,从而充血,发炎相符合。毛君夫人所患者,即属

---

[1] 毛毅之:民国时期医家,曾在《自强医学月刊》《中医新生命》等期刊中发表文章,也在期刊中提出问题以及回答陆源雷的提问。

[2] 璧:疑作"壁"。

此类，中法治此症，当以清泄为不二法门，如羚羊、石决、蒺藜、天麻之类，俱可酌予。惟徒凭笔述，未经诊断，殊难确定（可速向就地医家诊治），上海童瑞和堂眼药店（在上海厦门路衍庆里），出售之双科眼药，敷此症颇有奇效，曾试验多人，毛君不妨一试。

（《自强医刊》1931 年 1 月）

问眼目生翳之治法

穆宗岳[①]

敬启者，鄙人家母现年五十六岁，于中年三十余岁时，曾患眼疾，系因忧怒郁火所致，经医治愈，于近年忽发眼前昏花症状，并未治疗，刻于瞳神上生一白翳，右目失明，左目亦昏花，白翳微现，鄙人对于眼科，毫无识见，恳乞海内同仁，赐予良方，俾以疗治，则感幸矣。

答穆宗岳君问眼目生翳之治法，潘文田：

顷阅本刊第五十四期内载穆宗岳君问眼目生翳之治法一则，谓鄙人家母现年五十六岁，于中年三十余岁时，曾患眼疾，系因忧怒郁火所致，经医治愈。于近年忽发眼前昏花症状，并未疗治，刻于瞳神生一白翳，右目失明，左目亦昏花，白翳微现等症。据此所述，恐系内障，甚为难治，但未知详细，难于拟方施药。今查采艾全书，有眼生白翳之灸法，颇为效验，今录出各穴，并绘图一幅，附刊于后，望穆君依照穴法一试，是否有效，还请赐教为盼。盖针灸与艾灸一法，为我国固有之医术，但今之国医，全不提及，以致几乎淘汰，鄙人有见及此。故特积极提倡，挽回固有之医术，录出公开，以资鼓励，而备同仁之研究尔。

眼生白翳之灸法：睛明二穴，太阳二穴，合谷二穴，光明二穴（足外上五寸）各灸一壮。

（《医界春秋》1931 年 4 月）

---

① 穆宗岳：民国时期学者、民众。曾在期刊中询问治目疾之法。

答本刊第五十七期姚承祜君代问目疾治法

叶玉登[①]

　　据述余某病状,管见以为初由风热侵目之失治,遂致内陷,双目生翳,昏花失明,此症倘现时尚兼红赤羞明觉涩涩不安,乃风热盘踞气轮,气轮属肺,肺热络瘀而生翳也。当用"嗜鼻碧云散"宣肺窍,又内煎服草决、红花、蝉蜕、蛇蜕、生地、赤芍、海螵蛸、秦皮、荆芥、防风、玄参、知母、酒芩、桔梗、桑皮、栀仁、生草等平肝退翳,活血清热,祛风宣肺。

　　凡目有翳者,内服之药,性不可过凉,故治法当先去翳而后去热。盖热极生翳,若先去热,则翳为之凝,难于去之,如刻下既不痛不痒不红,则既成"冰膜",当以消翳汤加减治之:当归一钱,川芎七分,荆芥七分,酒洗大生地钱半,柴胡一钱,金脱[②]一两,甘草六分,红花五分,谷精一钱,蒙花二钱,细辛一分,月沙[③]一钱,京子[④]七分,枳壳七分,木贼钱半,兼服四神丸加酒炒肉苁蓉。外洗,则温燥,活血退翳,用砂仁一钱,青皮二钱,红花一钱,当归二钱,川木贼三钱,海螵半钱,荆芥一钱,蔻壳一钱,海石半钱,煅凡胆七分,外点用。老港濂珠二分,血珀二分,制甘石一钱,硼砂二分,石蟹二分,菾仁霜二分,牛黄二分,桑樵咸制马蹄粉五分,淡硇砂五分,白公丁五分,熊胆二分,麝香一分,正梅片二分,飞砂二分,珊瑚二分,玉屑二分。上药须精制研极细末,收藏小磁瓶中,紧塞其口。此药为专治诸般云翳、攀睛、胬肉等症,乳汁沾点眼角,如芝麻大小,日三四次,神效。

　　附制甘石法:顶上浮水羊脑净白甘石一斤煅后飞用,川芎、羌活、刺蒺藜、银花、条芩、北风、川连、蔓荆子、当归、谷精草、蒙花、甘菊、白芷各三钱,

----

① 叶玉登:民国时期医家,曾在《医界春秋》发表文章并回答读者提问。
② 金脱:疑为"蝉蜕"。
③ 月沙:即望月砂。
④ 京子:即蔓荆子。

煎浓汁入甘石晒干听用。

综上管见如此，还祈姚君酌夺。

（《医界春秋》1931 年 8 月）

代袁君征求目翳良方

彭鉴五[①]

敝友袁君之妻，现年二十三岁，左目风轮，患蟹睛一症，已延三载，稍感风寒，或过于劳动，则头珠胀痛，胞肿流泪，蟹睛高凸，寒热往来，彼时曾用治标药品，如苏、荷、荆、防、柴胡、蔓荆、元参、桔梗、麦冬、生地、甘草等数剂，并用焙蜘蛛合还睛丸间服，其时蟹睛逐渐缩小，后用四物汤加谷精珠、木贼草、夏枯草、车前、元参、香附、连翘、石斛、菊花、草决明之类，静养多日，各症虽日见减退，而根翳终难消除，光线亦大受影响。数年以来，常常举发，计服方有百余剂，丸药数百付之多，若长此以往，根翳如其不能消除，必致滋蔓全轮，影响前途，实非浅鲜。前某医云及此症乃虚中夹实，肝肾两伤，后鄙友又沿诸多名医诊治，然终无根本肃清治疗效法。兹特据敝友缕述经过情形。祈我海内同志，研究此系如何病理，及妥善根本退翳治疗效法，俾伊脱离苦境，不胜感激之至矣。

答彭鉴五问蟹睛治法，程书田：

阅本刊第六十六期，载彭鉴五君，代贵友袁君之妻，征求蟹睛治法。凡治女病，当详其经期胎产，及脉象情性，方能决定其证之原因，且蟹睛亦有颜色之分，方知其病之深浅，此皆略而不详，无从着手。虽然，始就所举证候而悬揣之，其曰风轮，其为肝经之病可知也。又曰稍感风寒，则头珠胀痛，胞肿流泪，寒热往来，其为伤寒之外障可知也。又云过于劳动即发，其为外障而少兼内障可知也。夫肝为柔木，遇阳和之气，则欣欣向荣，遇

---

① 彭鉴五：民国民众，曾在期刊中求治蟹睛之法。

严寒之气,则其黄而陷,其初起也。或过服苦寒,或骤遇严寒,或值郁怒,遂凝结寒邪于风轮之上。凡物遇热则散,遇寒则凝,理之常也。彼时若用辛温表散,何至根翳难消,迄今三载,而光线乃大受影响矣。姑拟内服外点药方,同时施治,如有转机,须详细登载,以便斟酌,并乞同道先生,加以指正。

(一)内服加味大发散

麻黄三钱(捣绒筛去灰不密),北细辛一钱(去灰叶),藁本五钱,蔓荆五钱(捣),全蝎五钱(酒洗),蚕僵五钱(姜汁炒),龙衣半条(酒洗),蝉脱三钱(去翅足),白蔻壳三钱,老生姜五钱(连皮捣)。上十味,先入麻黄煎数沸,去浮上沫,内诸药,同煎数沸,勿久煎,分温三服,连服五剂(倘遇经期产后暂停勿服)。

此方以麻黄为君,力能发散寒邪,其所以捣绒筛去灰者,欲其散而不欲其汗也。考麻黄发汗作用,由其中含有爱佛特灵物性之卦基,能刺激中枢神经,收缩末梢血管,使血压上升,迫汗外泄,故能发汗。今捣之成绒,筛去其末,独用其绒,减少其爱佛特灵,故散而不汗也。以细辛为臣,能升散厥少伏匿之邪,而开诸窍。佐以藁本、生姜之辛温,以升散脑中之风寒,使以蔓荆之辛苦微寒,上达厥阳之巅,而至目睛之位,再加蝉脱、龙衣、蔻壳以散翳,僵蚕、全蝎以驱风,则痼疾可瘳矣(前案缮就适周君禹锡来寓见而问曰,此方若不解释,病家必不相信,子盍为解以释之余,因行箧中存书无几,故略抒其意,挂漏之处,尚乞高明正之)。

(二)外点鳝鱼血

病人仰卧,另用鳝鱼一条,以布包之,留尾一二寸于外,将尾剪去,使血滴蟹睛上,一日三次,数日可愈。滴后瞑目片时,外用桑叶洗净,煎水洗眼,终身忌吃鳝鱼,凡杀生以治病,乃出于不得已之行为,然取物命以救己命,未免失之残忍,如用此方杀一命,须放生百命,庶于心稍安,而病乃可速愈。此须注意,幸勿视为迂腐之谈也。

（《医界春秋》1932 年 12 月）

征求疗治胞弟右目内障良方

陈文曼①

舍弟文涛,今年廿三岁,秉性激烈,工作勤劳而悭俭,量入为出,但遇到正经之巨费,虽倾囊亦所不惜。结婚已二年,不幸患一只右目看物不见,真是痛心之至,爰将体质原因,病历治疗经过及现状,详细写在下面:

体质先后天不足,肌肉瘦弱,幼年常常大便微溏,今则无之,且过于闭结,食多少通便药则泻,泻后则如旧。

原因:学龄时与一同学睡眠,该同学患手淫及梦遗,亦不甚利害,所以在耳濡目染之环境中,而有梦遗之疾,手淫则绝对没有。

病历:及十六岁时,偶然右目望去有一团黑影,如遮在目睛之头部,以后该目望物,目头则望不见,目尾则如常。厥后该黑影逐渐自目头移遮到目来尾,不久而该右目睛全部被遮去,望物完全不见,而藉以视物者,惟左目耳。

答陈文曼君问目疾:

鄙人阅贵刊第八十三期内之暹罗陈文曼君的令弟之右眼久障不愈,征求良方一文,鄙人因不辞冒,而献其拙,以将家传之方,用以奉上较正,是否可用,以至于用之有无效果,请希示教而开茅塞,其病理方理则未能告述,幸祈见谅,忽责为荷。

计用方列后:雪蜜二两,生山羊胆十个,将胆汁与雪蜜和匀,用磁隔水炖一炷香久,成膏为度。

用法:每早晚服膏三两,另用天冬一两,麦冬一两,五味十粒,煽水冲膏服之,另用开水冲膏常点于眼内。

(《医界春秋》1934 年 1 月)

---

① 陈文曼:民国时期民众,曾在期刊中求治目内障之法。

目　疾

管志群[1]

编辑先生大鉴：启者，余有一堂弟，于前年冬沾染目疾，其初由左目而传至右目，两目红肿者，有半月之久，始行消退，及后即觉头晕头刺目花，目皮内似有液汁黏洽，如蛛丝一般，以致举目甚难，视物不明。如晚间视火，光线足者，视之如日西射目，光线不足者，视之如蒙烟蔽火。医生所用之药，均是六味汤加减，药丸水剂，服之很多，未见其效，至今两年之久，竟无如何变化，若长此以往，有危险之性否，抑有全愈之希望否，特恳高明先生，将病理治法，详细赐复，不胜感激，手此，即颂文安。

复志群先生：

来函已悉，详察起因经过似非虚证，恐系从不洁之巾帕或带有浊菌而致传染。姑先用龙胆泻肝汤。试行内服，外用硼砂、乌梅、皮硝煎汤，须沙滤纸滤清，用玻璃管洗射，此症久延恐有失明之虑。

（《光华医药杂志》1935 年 1 月）

目　疾

贺蔚章[2]

主笔先生大鉴，敬启者，蔽友崔君，年近五旬，舌耕为业，患眼病已四年矣。其始眼发酸困，且畏灯光，内白珠上，有弯曲之红细丝数条，眼皮犹不时红肿。自去年夏左眼，又见风流泪，嗣后不见风亦流泪，过中秋节后，所流之泪，变为略黄而白之乳汁，以手按内眼角、鼻柱根之间，即有白脓涌出，略带

---

[1] 管志群：民国时期民众，曾在期刊中求治目疾之法。

[2] 贺蔚章：民国时期民众，曾在期刊中求治目疾之法。

黏性,拭去又来,蔓延至今不愈,敬乞。先生详为审察,赐一良方,则吾辈感德无涯矣。

复贺蔚章先生:

令友目疾,始发酸困羞明,年近五旬,肝肾之精血早亏,红丝入于目珠,则为心火乘肺;目胞红肿,则为脾经湿热;见风流泪,则为风入于脑;风火湿热相搏,则脓白之泪,自从眼下腺而流出矣。治宜汤丸并进,标本兼顾,多年痼疾,庶可冀愈耳。晚服,左归丸(或杞菊地黄丸),每服三钱,日进连翘饮子,连翘三钱,防风五钱,黄芩钱半,羌活钱半,大生地四钱,当归身二钱,炙黄芪钱半,潞党参二钱,生甘草五分,外麻五分,柴胡八分,蔓荆子钱半,食后服。

(《光华医药杂志》1935 年 4 月)

眼　病

陈斗星[①]

徐恺先生:鄙人自三十一岁时则患目疾,初起时头风贯眼,左目白膜遮睛,中医诊断为垂帘翳,西医诊断为目痧兼烂翳,许时中西合参疗治,头风幸获告瘳,而翳迹犹无法捐除,遂亦置之。洎乎三十六岁,又再患右目头风抽痛,卯酉抽痛更剧,夜间常不得安眠,白膜亦从上垂下,西医诊断为目痧烂翳,在吾邑医治未能奏效,乃往鼓浪屿博爱医院就医,割两目红根(即眼神经)疗治一个月,翳迹亦未能尽除,白膜遮瞳子四分之一。据该院医师云"目痧起翳兼烂,君身体羸弱,翳膜不能弃捐,惟该翳亦不再扩大"云云。大约好得五六个月,厥后目再作痛,医治数日又愈,眼恙自初患迄今,已缠绵十有一载。现状眼里红筋(即眼部之神经)作痛,有时红筋乌仁(即近瞳子之部)目中带泪,看人模糊不清,翳膜亦随之而厚,若红根离开乌仁,自稍痊愈,总之该红筋作患而已。恳请指教医治之法,赐示仁方,则感幸良多矣,即此并请。

[①]　陈斗星:民国时期民众,曾在期刊中求治眼病之法。

复漳州陆安东路四约门牌七四六瑞华堂缄斗星先生：

西医谓，目之神经通于脑。中医谓，五藏之精上注于目。中医断为头风贯眼，即从脑而言也。西医断为目痧兼烂翳，以病之症状而言也。其实都不能探得病原，徒治其标，奚济于事。窃以为白膜遮睛，为肺乘于肝赤丝贯珠，为心犯于肾，肝肾本虚，心肺邪实，补其肝肾，泻其心肺，病是霍然。今用甘杞子四钱（补肾），小茴香钱五分（补肝），川连五分（泻心），桑白皮三钱（泻肺），软柴胡八分（入肝为引经），蔓荆子钱五（入脑疏通神经系），名曰复明汤，病自左眼而起，更间服景岳左归丸，本方大补肝肾之精血，所谓目得血而能视，精足自大放光明也（《内经》有精散视岐之说）。

（《光华医药杂志》1935 年 4 月）

征求两目模糊之治法

侍笑春①

鄙人自幼体弱，时患眼疾，近视书报，用功太过，于前岁秋，（时年十八岁）眼怠模糊，不红不肿，且无翳障，延继二年，服药无效。今则模糊更甚，时发干涩，右目较左目更加模糊，右眼皮内生一瘰疬，并去春曾发遗精数次，现如观书看小字约十分钟，眼便觉视力减退，眼外时发现银花乱飞，长此以往，恐得近视眼之思，敬请海内医学大家，赐以疗治之法，俾得早日告痊，则敝人铭感五内矣。

答侍笑春君再求两目模糊治法，黄彩彬：

按之尊恙，自幼体弱，常患眼疾，又视书报过度，久视则血伤，《素问·五藏生成篇》曰：肝受血而能视。血既伤，则视力自当减退，此其模糊之原因一也。按其瞳人散大，乃为肾亏之候，盖瞳人属肾也。又去春曾遗精数次，显而可征，肾精亏，则瞳人散大，而视力亦当然减退。《灵枢·大惑

---

① 侍笑春：民国时期民众，读书人，曾在期刊中求治两目模糊之法。

论》曰：骨之精为瞳子。又曰：精散则视歧。是矣，此其模糊之原因二也。右眼属阴，精血亦并属为阴气，精血均虚，则右眼更甚矣，至右眼瘰疬，乃为痰热上攻，凝结而成，为本症之标，当宜先治，若久不治，破溃成漏，则难治矣。拟已化痰散结，先服，以消瘰疬；后以养肝益血，补肾填精，以明其目。宜恬淡虚无，清心寡欲。光线不足之处，不宜阅看小字（书报宜暂行停止视阅）。烟酒辛热炒炙等，及具有刺激性之食物，亦不宜吃，兹拟方治如下。

消瘰疬方：四川贝母三钱，条芩、花粉、元参各一钱五分，防风、前胡、白芷各八分，茅术、陈皮、桔梗、赤芍各一钱，水一盏半，煎至八分，温服。

明目方：正甘枸杞、童沙苑、九制老熟地、正苏归卵、童首乌、石枣肉、菟丝子、茺蔚子、夜明砂、桑螵蛸，各二两。丹皮、茯苓、泽泻、酒川芎、骨淮山、密蒙花，各一两半。以上诸药，蒸熟晒干，研极细末，炼蜜为丸，如绿豆大，每日晨起，用开水一杯，送下二十丸，渐增至二十余丸，至三十丸，祈侍君照鄙方即服，效否请在本刊发表。

（《医界春秋》1935年3月）

答侍笑春君征求两目模糊之治法，黄志仁：

按君之体质，素系孱弱，况遗精数次。谚所谓，破屋又遭连夜雨矣。眼疾常染，勤学攻书过度，目之视力未有不受影响者，故两目渐觉视物模糊，观小字数分钟，即视力减退，时觉银花乱飞。《经》云：目得血而能视，又五脏六腑之精华，皆上注。

于目，是精血久已衰败，不红不肿，无翳障者，为上焦无痰火滞阻络脉也。尊云：恐得近视眼之患。鄙人之见，如长此不愈，恐有瞳神散大失明之虞。故不可不急谋治疗之法，以恢复明察秋毫之原状。至于延经二年之久，服药无效，而君又未曾说明所服何药，今则模糊更甚，时发干涩者，是愈患愈重也，水精亦愈形干涸矣，至于右眼皮内生一瘰疬，想亦不大，姑悬拟内外治法，详列于下，尚希同志政之。

（1）内服方：杞菊地黄丸，早夜服两次，每服用淡盐汤送下三钱，间服下方：甘菊花一钱五分，马蹄决明子三钱，大当归二钱，夜明砂一钱五分，谷精草三钱,九孔石决明(杵)四钱,用天水煎服,以上丸药煎剂,如能照方间服,自可复明。

(2)外治法:用上海诵芬堂雷允上所制六神丸四粒,和上等玉枢丹一枚,共研细末,以蜂蜜调黏,点涂于瘰疬之上,久点即自消脱,此方为鄙人经验之法,不妨试用。以上二法,试治结果,望函告,或在本刊发表。

答侍笑春君征求两目模糊之治法,姚世琛:

尊恙系肾脏衰弱,肝气不足,并由阅书时间过多,按之尊言"自幼体弱,时患眼疾,近视书报,用功太过……不红不肿,且无翳障……今则模糊更甚,时发干涩……并去春曾发遗精数次,现如观书看小字约十分钟,眼便觉视力减退……"等语,显而可征,延久失治,恐成近视。甚而成"目昏""青盲"等症,治之之法,求其肝,亦必本其肾也。今分药物与天然两种疗法,详述于下:

天然疗法:平时宜戒除恼怒,恬淡虚无,节制房欲,饮料忌茶,可以菊花代之。无事宜倾向深绿之植物观察,或清澈之河水亦可,傍晚或灯下并光线不足之处,切忌阅读极细之小字,即普通书报亦当暂行停止,因尊恙固由于根本素亏,而阅读小字,亦无阻碍视力之一大原因也。至右眼瘰疬,若非固性,服药后当有消灭之可能。不则以荸荠粉和人乳点之,或固性而阻磨真睛,即应以张氏八宝拨云散治之,或另法总无不可,一得之愚,尚乞采酌。

药物疗法:甘杞子二两,潼沙苑二两,炒山萸肉二两,池菊花一两五钱,杭白芍(酒炒)一两五钱,桑椹子三两,菟丝子二两,软柴胡(酒炒)八钱,石决明四两,决明子二两,太子参四两,大熟地四两,炙元武板八两,鹿角胶(酥炙)一两五钱,大生地四两,白茯苓二两,制首乌三两,地骨皮一两五钱,淮山药二两,建泽泻一两五钱,羊肝(去膜、薄切、置新瓦上,以火烧之至干)一片。

上药共研细末,炼蜜为丸,梧桐子大,每晨空心用淡盐水或米饮送下,久服当可渐愈。

(《医界春秋》1935 年 5 月)

病后双目失明

张紫东①

编辑先生钧鉴：敬启者，有敝友陈君之女，年甫三龄，于上年春二月，患时行疫症，西医谓昏睡脑膜炎，终日昏睡无声，汤水不入，延至五六日，始即转机，则寒热时作，缠绵数月，中西医药，未服一剂，嗣后病虽好，而双目失明，白珠上略带青色，黑珠瞳人，均无病状，亦如常人，惟不能动步，站时须有依附，目虽张而不见物，西医谓脑神经，失其作用，终属不治之痼疾，中医谓五脏之精华，不能上注于目，当服滋肾药。自可复明，但敝友素不信仰医药，而鄙人因友谊相关，望好心切，素知贵社济世为怀，恳求指教医治之法，抑有恢复之希望，恳乞详细赐复，不胜感激，专此敬颂。

复紫东先生：函悉。

该女病后失明，又未服药，白珠色青，属热毒遗留于肝，而脑神经失其效用，治颇非易，惟年甫三龄，总难坐视，不妨用石斛夜光丸，每服三四分研碎，开水过下，此证非羚羊不治，清脑神经惟羚羊为有特效，在无法之中，试与此丸，久服或可冀效。

（《光华医药杂志》1935 年 9 月）

目　　疾

余煜林②

徐恺先生大鉴：敬启者，鄙人现年四十七岁，民十九年患目疾，求专科

---

① 张紫东（1881—1951）：江苏苏州人，业余昆曲家，为《光华医药杂志》读者，曾在杂志上求治双目失明之法。
② 余煜林：民国时期民众，曾在期刊中求治目疾之法。

诊治,延久左目成盲,且余素喜清心寡欲,静养食匀,常服滋润等品,不致发生变动,惟近来瞎眼时常流泪,右眼日见朦瞳,此症有无妨碍传染,并服何方,恳乞先生指示不胜感激,此颂。

复余先生:贵恙试服生地四钱、枸杞三钱、甘菊三钱、谷精草三钱,有翳者加木贼草一钱。

(《光华医药杂志》1936 年 1 月)

目　疾

赖克明①

编辑先生大鉴:启者,敝人现年二十五岁,于本月十六日右黑眼珠呆上下能移不能移转,小眼角视东西见西,并且不红不肿不痛,惟眉额痛胀,口甚苦,胸胀前满,向左卧即痛,小便黄,饮食如常,现已请医诊治,服加减逍遥散数剂,未效,特此专函上达。恳请先生详细在下期贵杂志信箱栏内赐一良方,则感德无涯矣,手此敬颂。

复克明先生:贵恙眼球不能移转,视神经发生障碍,病本在肝,逍遥散亦颇近情,可改用龙胆汤加减,兹为拟方如下,软柴胡八分,龙胆草五分,左金丸八分(另吞),赤芍三钱,粉丹皮三钱,夜明砂(包煎)四钱,甘菊三钱,白蒺藜三钱,赤苓三钱,小青皮钱半,碧玉散(包煎)四钱。

(《光华医药杂志》1936 年 1 月)

沙　眼　病

杜　蕡②

原函:忻县田村村长李庆新君,因患肛门弛缓病,多方医治,迄未见效。

---

① 赖克明:民国时期民众,曾在期刊中求治目疾之法。
② 杜蕡:民国时期医家,擅长眼科,曾在《医学杂志》中发表文章,并回复民众关于沙眼的提问。

前蒙钧曾指示治法，如法行之，大见功效，故该君嘱予致谢。今因该妻王氏，现年五十八岁，患沙眼病，业经三载，每遇郁怒，则左眼内角白珠上，发现米粟大之高突颗粒一枚，微现赤色，涩摩异常，脉搏沉细，微有弦象，身体有时略觉憎寒发热，舌淡赤色，口渴心烦。此病发作时，服舒肝解郁清火降气剂，亦无大效，必须请眼科专家，施用手术剪割后，即渐平复，但不隔半年，病又复发，总难断根。久仰钧会学识渊博，必有相当之疗法，如蒙不弃，请在八十七期见示。

答函：来函备悉，该沙眼病，为慢性传染性疾患，如遇感冒及不卫生等，最易诱发及复发。对于本病之处置，须治疗与善后预防同时兼重，并须极力讲求卫生，庶能免不可，又蒙赠尊著《黄疸病学》一册，曾经内政部审查，其内容之精纯丰丽，可想见也，足征先生医学渊博，至于下问辟正，安能克当馈赠盛情，感甚。特此附函鸣谢！

（《医学杂志》1936 年 2 月）

内　障

杨镜波[①]

徐恺主编先生大国手伟鉴：久仰威名，薄波同钦，鄙人亦贵刊读者之一，故敢冒昧上陈，乞为家严疗治眼疾，缘家严之致目疾也，先因头痛过甚，间亦昏厥而致然也，继则视一物为二物，瞳神散大，微有绿白色，谓之翳障，则无翳之形调之完全失明，而亦有见者，殆病久肾水枯竭，五脏精华而不能上注于目耶。计家严病，头眩年余，今虽已愈，而眼则犹昏暗，敢恳先生择赐效方，如承见效，阖家大小无不铭感矣。且家严年少行医，十分安命，在外既无惹是非，惟日忙诊务而已，今而罹此终身大疾，是以鄙人泣血而诉，诸太医者也，伏念先生日救人万万，阴德度植，是以奉询，敢请刊布贵刊，示书为祷，谨鹄待福音，并请慈安。

峰复：镜波先生，令尊目疾，眼科中名谓雷头风内障，故外视完好而不

---

① 杨镜波：民国时期民众，曾在期刊中求治内障之法。

能睹物也,请服普济内障丸。

羯羊肝一只,熟地黄一两五钱,菟丝子、蕤仁、车前子、麦门冬、地肤子、泽泻、防风、黄芩、白茯苓、五味子、杏仁、桂心、细辛、枸杞子、茺蔚子、苦葶苈、青葙子,各一两,研末为丸,每日吞服六钱,分三次服。

(《光华医药杂志》1936 年 5 月)

咳嗽腹胀又兼眼翳

佚　名

原函:女子现二十岁,自十八岁时,经水适来很多,至年底来一次,色紫块,至二十四年八月一次,仍紫块,九月十二月二次仍紫块,眼生云翳不断,脖项发多疙疸,不发热就轻。二十五年四月见经一次,迄今未见。从三四月间,心口窝间,两胁间脐间痞块很大,有边有棱,膨闷胀饱,呼吸觉左胁发疼。今六七月间,咳嗽无痰。今嗽有痰,痰白色,口味苦腥,口内发干,寒热往来,五心烦热,大便如常,小便有时黄色,发热时头汗发如洗,脸面黄色,昼夜迷睡,头晕眼内发花,耳内有声,少腹发板,腿部至日夕像有虚形。

答函:"咳嗽,胁痛,五心烦热,脸面黄色"与肺痨近是。"腹胀痞块"是否腹膜结核或肠结核,亦所难定。眼生云翳,可就专家治之。月经不调,现宜缓治,先将咳嗽各症,就医诊明后,再议疗法,如此错杂之病情,未使造次处方也。

(《医学杂志》1936 年 12 月)

五载眼翳请赐根治药方

孔繁禄[1]

原函:弟子今年二十五岁,在家为农,于民二十一年秋后八月间患眼

---

[1] 孔繁禄:民国时期民众,曾在期刊中求治眼翳之法。

疾,右目独发。当时红肿疼痛,眼中药治疗,眼二三十服未效。后渐生蓝气,急去保定医治,无奈时运不佳,经某西医治,渐生白点一块,其言两星期能愈,后有人介绍到某中医为眼科专门(亦在保定)。经其医治,以八宝磨云散诊治月余,此块云翳渐大,终不能治。据他人言,为骗人之术,后由家中特请名眼科家赵某,此人系河北新安人,为祖传眼科,颇负盛名,诊脉服药,约有五六十服,至年底,云翳上约有月牙状,似欲与黑睛脱离模样,后因不能继续服药,终归无效。二十二年春,去北平美国同仁医院,专门眼科部,去时觉得有若大之希望,到院中大夫言眼不能全愈,住院月余,在院中有时点放大瞳孔之药如点上,视物如好眼,微觉有些白气遮盖而已,但不数日,瞳孔缩回,视物如前,打了两次退云翳之药针,终归无效,但其院中大夫言:你这眼瞳孔丝毫没有毁害,就是云翳没法去净,割亦割不净。我就没有割,就出院了。思想西医怎样科学疗法,此种眼疾,皆不能治,于是退学,就专攻中医,无如没有良师指导,终为茫然。二十三年去平协和医院亦言不治之症,二十四年又去平经某中医治疗,亦为无效。现在此眼不红不肿,不疼不痒,视若好眼,就是黑睛有云翳遮盖,全瞳孔,视灯光如日月光,为一团红黄色,视他物,如在近处,亦渺渺能见,我相信此眼瞳孔没有毁害,现在每日只著墨镜,痛苦万状,弟子从来没有患过眼疾,现在总算是经验过了,现在每日以此好眼还能看书,现在决志攻医,诚然,人不知医,终为庸医所误,痛定思痛,诚为憾事。倘能指示如何治法,则感激无涯矣。又阅《衷中参西录》前三期第八卷眼科门,载有护眉神应散,今原方抄录于下:炉甘石一两(煅透,童便淬七次),珍珠两颗,大如绿豆,以上者纳通草中煅之,珠爆即速取出,血琥珀三分,真梅片二分,半两钱、五铢钱、开元钱各一个(此三种钱弟子已寻得),皆煅红醋淬七次,共为细末,乳调涂眉上日二三次,此方若加薄荷冰二分更效,及磨翳水能否见效。还望代为拟一方,是幸据中医有论者言,眼睛如能见三光,即能治愈何况弟子之眼疾,尚能渺茫视物状哉,倘蒙不弃以弟子之可救,敬希详为赐知为荷。

答函:足下眼翳,历时五载,屡治无效,费时耗财,姑无论矣,精神痛苦,必尤难堪。不胜惋惜之至。所录药方,效否未详,但亦眼科之套方,不妨一试,承询确有把握之专家,尚未之闻,恕难应命。鄙意尊病,一面留心专家施治,一面可以"明目羊肝丸",逐日服之,盖此丸既可养眼,又能凉血消炎,减轻眼部之充血,有效与否,固不敢必,但绝无妨害耳,健眼更宜加意保护,勿使疲劳。

(《医学杂志》1936 年 12 月)

目疾与经痛答方旨平

盛心如①

敬启者,兹有国民方旨平,(上略)自前年暑假,抱着目疾病,当初起之时,右眼红丝满布于白眼珠上,后数日即起翳障,并常流泪,眼边通红,心中火气升上,及口唇皮时肿,并且个人暗地发烦躁,头晕目眩,月信亦不调和。前年刚发身之时,一月二次,血带黑色,且干燥,当月经时,人无精神,眼病也更剧烈。经过多数医生之治疗,自去年起,才一月一次,但是或早个把星期,或迟二个星期,并要七八天才能干净。前月吃过调经丸一瓶,但未见功效。上列之病状,请详考察,并请发慈悲速下良方,宣风方旨平禀上。

峰答:旨平女史,贵恙目疾与月信并有连带关系,实因肝经血热之故,缘肝开窍于目。又司血室也。兹为拟方于下,可配丸常服。大生地一两五钱,当归身一两,粉丹皮一两,西赤芍一两,软柴胡五钱,龙胆草五钱,移星草五钱,茺蔚子一两,决明子一两,川连二钱,甘杞子一两,杭菊花一两,白蒺藜一两,川断肉一两,共研细末,水泛为丸,每服三钱,早晚淡盐汤下。

(《光华医药杂志》1937 年 1 月)

---

① 盛心如(1897—1954):江苏武进(今属常州)人,民国时期医家,曾任上海中医专门学校教授,后又受秦伯未之聘,任上海中国医学院讲席。其讲义经门人弟子整理,将方剂学部分出版,即《实用方剂学》。曾在《光华医药杂志》中发表文章多篇,并多次对来函进行回复。

目疾答石效法

盛心如

启者：敝友现年十八近自右目作疾，远视不明，近阅亦然，而不肿痛，起障泪痒皆无，诚服过青葙子、石决明、甘菊花、夜明砂、木贼草、谷精珠、沙苑蒺藜等疏肝明目、滋肾养阴之药，虽有微效，不能全痊，望请贵社赐一良方，以除宿疾，感恩不忘。

答：令友正在韶年，特患视神经衰弱，并无其他疾恙，显系肝肾之素亏，所服调治诸药，尚属近情，有微效而不能全痊者，本非短时期内所可奏功，病在右而治在左，病在上而治在下，试改服左归丸，或间服石斛夜光丸，明目驻景丸。

（《光华医药杂志》1937 年 7 月）

雀目答张伯通

盛心如

迳启者：兹据敝友曾君言称现年念七岁，患目疾，刻经逾载，每于作事之间，顿觉困苦异常。曾服药多次，终告罔效，每遇日光之下，视物见明如日落后，视物极为曚混，若丈许之微细物件，便不能明视，且瞳仁亦觉而时缩小，而时放大。如缩小时，视物更明，放大时，视物较暗，然观患者双目外部，并无红肿等症发现，不识是何原因，且莫能释，素仰先生医学精明，远近周知，祈赐示晓，并掷良方，俾病者获效，不胜铭感之至。

答：尊恙名为雀目，又曰鸡盲，缘因于肝经血虚，而瞳人时小时大，肾亦虚矣。古方中有雀盲散，用猪肝及夜明砂，原为藏气疗法，兹仿其意，合补肝补肾之品，拟一丸方如下：当归一两，白芍一两，生熟地各一两，甘杞子一两,菟丝子一两,决明子一两,蕤仁一两,柴胡三钱,牛膝一两,防风三钱,川连一钱半,五味子二钱,夜明砂二两,川芎一钱。以上诸药,共研细末,用猪肝三具,煮熟,与药末捣匀,酌加炼蜜为丸,每服三钱,早晚开水下。

(《光华医药杂志》1937 年 7 月)

痧后目疾答金青泉

盛心如

启者：兹有舍孙年五岁,自出世以来,发育不良,故走路不稳,说话不清,身体瘦小,饮食不多,但此种现象,鄙人尚不以为虑。乃今年五月中,该孩因发痧子,痧后又以余邪未清,病延二旬,一时几濒于危,后继调养月余,一切均告复原,巨至十月初,右眼瞳孔发现一白点,如半粒米大,色泽如水晶体,毫无痛楚,惟视物失明,当延西医诊治,断为"软性白内障",非开刀不能愈。后复至中医眼科诊治,亦断为内障,系由先天不足,肝肾之气不充所致,似少特效办法,仅开一调补之方,以保未病之左目,但该孩又不肯服药,只得暂不求治,现在瞳内白点,晨起略小,傍晚略大,起居如常,素仰先生学验均深,恳赐特效治法,又西医开刀,有否效验,及发生危险等情,并有否传及左目之可能诸问题,务乞一一解答。

峰答：痘疹以后,余毒入目,以致目生翳障,屡见不鲜,殊无特效之方。小儿既不肯服药,姑用外治方以试之,用鹅不食草二钱,青黛、川芎各一钱,研细末,每用少许包裹于药水棉花中,每夜塞于鼻中,或用阿魏三钱,鸡内金一钱,冰片三分,研末如上法,亦可。上法取其解毒清热,下法取其开窍透膜,成方中又有神功散一方,用蛤粉、谷精草各一两,羌活、蝉衣各五钱,绿豆衣四钱为末,每用约三四钱,以猪肝一片,批开入药末,线扎煮熟,不拘时,与汁同服,此用饮食之品,小儿较易服食,且亦无甚苦味,不妨一并试之。

(《光华医药杂志》1937 年 7 月)

第四章　眼科通讯及进展

本章收录了当时眼科通讯及进展方面的文章 9 篇，包括《盲哑学校》《敬告眼科医士速备时疫夺命散》《国外通讯：英国眼科专家之神述》《维他命 A 对于眼疾有特效》《眼球内部照相》《盲目重明新法》《眼病之血清电疗法》《眼疾流行》《神奇的医术——眼球可以搬家》。有的是对国外眼科新技术新疗法的介绍，有的是国内眼科相关的新闻，有的是国内爆发流行眼病的警示，现在读来，也是很有意思的，因此也收录了进来，以飨同道。

盲 哑 学 校

日本拓务省,派员查教盲哑之学。今已回国,现新建盲哑学校,该学经费,或由国家拨款,或由士商捐集,有台湾人蔡莲舫者,闻斯美举,助金百圆,余三氏及通译官某,亦皆有助,此学校若成,著有奇效,则可补天地生成之缺矣(录《时事新报》)。

(《利清学堂报》1897 年)

敬告眼科医士速备时疫夺命散

康维恂

丁兹少阳相火之候,白帝司权之令,星翳、沙涩、金疡、夜疼等症层见迭出。鄙人往岁疗治此等症候,惟兼需碧云散、通顶散之类,其功效不甚显著。今秋凡遇头珠俱疼、沙涩羞明等目病,辄用杨氏所制时疫夺命散嗅入鼻孔,并水调此散少许涂太阳穴,嗅涂之下立见其功业,经试用多次均极效验,敢谓此散对于沙涩疼痛之目病,终有益而无损,历试验之效果已见,不忍缄默爱取,有善相告之义,略述此散功能,望吾寰境同志勿以哩言不足信,盍速购备试用,未始非疗治目病之一助焉。

(《绍兴医药学报星期增刊》1920 年 8 月)

国外通讯:英国眼科专家之神述

英人华生,两岁时患痧疹,致两目失明,现年二十九,以为终身不复睹光明矣,现遇眼科专家汤姆士博士,认为可治,今日施手术,至为巧妙,取其他二瞽者之眼角膜而换人之,至是华生两眼不见天日已二十七年者,居然又睹光明,此种可惊的成绩,已引起颇大注意,许多著名外科医士如爱尔德等皆入医院视察。

(《光华医药杂志》1934 年 3 月)

维他命 A 对于眼疾有特效

本刊记者

在北美研究多年之华尔特博士,近顷归国,发表眼疾可由维他命治疗之,据华氏研究之结果,人目生有甲种维他命,益以其他之化学作用,乃发生视觉,以前所未知之黄色素,实即甲种维他命之直接产物,均在眼膜中可以获得,华尔特博士并认夜盲及其他目疾,乃由于缺少甲种维他命等滋养料而起,故将来治疗目疾,可服以甲种维他命,及转移色素相互并进云。

(《医林一谔》1934 年 12 月)

眼球内部照相

光学医学上的惊人发明,为用摄影方法,可以摄得病人眼球内部的血管细菌及神经纤维,甚至于视神经最重要的"麦可拉"(macula)[①]都能拍摄出来。这样照相机,是最近由德国科学界的最新发明赠送于美国加州的斯丹福医学院专供研究和试验摄得种种眼疾照片,编成统计,藉集眼科之大成,此机的名称德国原名是 Zeiss-Nordensen Ophthalmoseo-piccamera,我们简单的就称之为眼科照相机。眼球被照相的时候,用一种间接光,不致使病人

---

① 麦可拉:即黄斑。

刺目,因发光源较远故也。此机现归斯丹福医学院医学摄影主任哈达克氏管理云。

(《中西医药》1936 年 6 月)

盲目重明新法

本刊记者

关于因白翳致盲之目,现已证明可用移置眼膜法使之重见光明,此项手术,系由苏联医学博士费拉托夫等所创造,此项新眼膜可从死后数十时之死尸取用,其效用不下活人之眼膜,世间因白翳而致盲之人极多,此项手术之发明,裨益人类,造福社会实非鲜浅云——塔斯社廿五、七、四、莫斯科讯。

(《中西医药》1936 年 10 月)

眼病之血清电疗法

张锡祺[①]

从前医治眼球内之病症,多赖开刀术,但自电疗法在医界盛行以来,各科均尽量利用电疗法,惟眼科因医界有细菌免疫体不能通过角膜之说,致其利用电疗之机会甚少。近据张医师研究之结果,此说已被打破,细菌免疫体血清,均能通过角膜,而进入眼球内,所以眼球内之病,亦可藉血清电疗法医治,在原理上可谓已得初步之成功。张锡祺医师已再进一步研究实用方法,待其研究完成,将为眼科医界之大福音。张医师并在东南医学院任眼科主

---

① 张锡祺(1898—1960):福建泉州惠安人,1925 年毕业于日本千叶医科大学,回国后在台湾、上海创办光华眼科医院,是安徽医科大学第一附属医院前身东南医学院教授、院长。新中国成立后,历任安徽医学院首任院长、中国科学院安徽分院副院长、中华医学会安徽分会理事长,1957 年加入中国共产党,曾任全国人大代表、安徽省人民委员会委员、中国农工民主党安徽省委员会主任委员、安徽省科学技术协会主任委员。

任,为我国眼科医学界造成人材不少。

(《中西医药》1937 年 4 月)

眼 疾 流 行

本县入夏以来,天气冷暖不定,致时疫丛,生天花、麻疹十分猖獗,毕竟不听西医,危险尚少。近又发生一种流行性目疾,沿村及户,红肿高大,羞明难睁,悲者一家数口殆遍,无不患,小孩尤甚。

(《国医砥柱月刊》1937 年 6 月)

神奇的医术——眼球可以搬家

《纽约时报》报告称,最近美国医师以某一人之真眼,用飞机自米亚米运至纽约,移植于另一人。据国家眼库称,米亚米至纽约,共有一千一百英里之距离,美国国家眼库设于纽约市,开设仅一年,目前接获自米亚米某眼科医师打来之电话,据称,乘适至病,人取下真眼一只,该真眼对病人本身,已无用。国家眼库,立即训令米亚米医师,速将该真眼交航空公司将其运去纽约,因总库须在七小时内将该眼移植另一人,该真眼置于瓶内,由飞机在四十摄氏度温度下,运至纽约,费时仅七小时,真眼完整如初,当即施行手术,以该真眼置于另一人,废物利用,造福人群,科学之进步,诚大矣哉。

(《华西医药杂志》1946 年 12 月)

附录一　本书选用刊物一览

《中医杂志》

《中西医学报》

《杏林医学月报》

《国医杂志》

《医界春秋》

《绍兴医药学报》

《德华医学杂志》

《神州国医学报》

《国医导报》

《三三医报》

《绍兴医药学报星期增刊》

《奉天医学杂志》

《自强医刊》

《光华医药杂志》

《医学杂志》

《利清学堂报》

《医林一谔》

《中西医药》

《国医砥柱月刊》

《华西医药杂志》

附录二 《中国近代中医药期刊汇编》中眼科相关的文章

------

[1]《目光与受病之根源论》,梁朝浦,《国医杂志》。

[2]《目与脑之关系》,王葆年,《神州医药学报》。

[3]《释目为肝窍》,黄学龙,《针灸杂志》。

[4]《根据生理学注译中医学肝开窍于目说之意义》,张季勤,《文医半月刊》。

[5]《再论目为肝窍》,张季勤,《文医半月刊》。

[6]《年余目疾一旦解除哮喘危症竟灸而安神哉》,孟登州,《针灸杂志》。

[7]《头风目疾针到病除》,刘伯钧,《针灸杂志》。

[8]《针刺目盲之经验》,徐世长,《医学杂志》。

[9]《服阿斯必灵成目盲》,张益谦,《国医杂志》。

[10]《盲目:从五加皮中毒说起》,孤鸿,《新中医刊》。

[11]《夜明砂望月砂治目疾之特效》,陈应期,《医林一谔》。

[12]《惠目眼药膏》,国药新声杂志社,《国药新声》。

[13]《济生眼科固本明目丸》,孙鸣第,《医学杂志》。

[14]《济生眼科固本明目丸经验良方》,孙鸣第,《国医砥柱月刊》。

[15]《目病浅治法验方》,康维恂,《沈阳医学杂志》。

[16]《目中生翳方》,卢朋,《中医杂志(广东)》。

[17]《桑椹子膏治目疾之特效》,疑痴,《神州国医学报》。

[18]《天丝入目神效方烂腿特效方疯狗咬特效方》,张秉一,《光华医药杂志》。

[19]《治目疾神方》,未署名,《中医杂志》。

[20]《治目中起星方》,未署名,《现代医药月刊》。

[21]《答陈白言君问右目及右手之病治法》,杨燧熙,《三三医报》。

[22]《目疾与经痛答方旨平》,盛心如,《光华医药杂志》。

[23]《病后双目失明》，张紫东，《光华医药杂志》。

[24]《答陈君问目中生金花的治法》，康维恂，《绍兴医药学报》。

[25]《答倪燮堂先生问双目减明治法》，项幼渠，《绍兴医药学报》。

[26]《老年脑贫血致使头目晕花之经过》，陈应期，《国医正言》《国医砥柱月刊》。

[27]《论目》，陈祖荫，《绍兴医药学报》。

[28]《雀目暑温淋浊之治效》，胡剑华，《针灸杂志》。

[29]《头风目疾之管见》，孙佑青，《沈阳医学杂志》。

[30]《治目病之简括诠真》，陶莢生，《绍兴医药学报》。

[31]《卒中厥逆虽愈惟左目不睁》，顾庚西，《医学杂志》。

[32]《梅毒犯目之疑症》，周惟明，《医学报》。

[33]《说淋毒入目》，岳文台，《沈阳医学杂志》。

[34]《保护婴儿目光要法》，傅步兰，《中西医学报》。

[35]《小儿目闭》，卢朋，《中医杂志》。

[36]《因胎产害目论》，喻万邦，《绍兴医药学报》。

[37]《答本刊第五十七期姚承祜君代问目疾治疗法》，叶玉登，《医界春秋》。

[38]《答陈文曼君问目疾（原问案见八十三期）》，陈绍歧，《医界春秋》。

[39]《答何君问目疾》，康维恂，《三三医报》。

[40]《答胡钟岳问小儿目疾》，胡天宗，《绍兴医药学报（绍兴医药学报星期周刊）》。

[41]《答毛君问目疾》，倪静芳，《自强医学月刊》。

[42]《答缪一鸣目病求方》，陈达三，《三三医报》。

[43]《答穆宗岳君问眼目生翳之治法》，潘文田，《医界春秋》。

[44]《答任伯和征求治目法》，王肖舫，《三三医报》。

[45]《答沈耕莘君问目疾方义》，黄国材，《绍兴医药学报》。

[46]《答沈耕莘君问目疾治法》，明明斋，《绍兴医药学报》。

[47]《答沈耕莘君问目疾治法》，黄国材，《绍兴医药学报》。

[48]《答侍笑春君再求两目模糊治法》，黄彩彬，《医界春秋》。

[49]《答侍笑春君征求两目模糊之治法》，黄志仁，《医界春秋》。

[50]《答侍笑春君征求两目模糊之治法》，姚世琛，《医界春秋》。

[51]《答徐炳和君问目疾》，王肖舫，《三三医报》。

[52]《答姚承祜君代问目疾之治法》，吴宏鼎，《医界春秋》。

[53]《张君代问目病治法（原详一百十五期）》，吴耕孙，《绍兴医药学报（绍兴医药学报星期

周刊)》。

[54]《答张树筠君问目疾治法》,胡瀛峤,《绍兴医药学报(绍兴医药学报星期周刊)》。

[55]《急性目病之黄液上冲说(附方)》,康维恂,《中医杂志》。

[56]《几种重要目疾之疗法》,朱寿朋,《医界春秋》。

[57]《几种重要目疾之疗法(续)》,朱寿朋,《医界春秋》。

[58]《酒湿害目证治说》,胡瀛峤,《绍兴医药学报》。

[59]《论目疾由于伏气化热之治法》,张锡纯,《杏林医学月报》。

[60]《明目论》,梁朝浦,《国医杂志》。

[61]《目闭不开治疗一得》,康维新,《绍兴医药学报》。

[62]《目病概说》,洪巨卿,《神州国医学报》。

[63]《目病汇说》,王肖舫,《沈阳医学杂志》。

[64]《目病浅治法》,康维恂,《沈阳医学杂志》。

[65]《目病预防法略述》,康维新,《绍兴医药学报》。

[66]《目病预防略述》,康维恂,《中医杂志》。

[67]《目病最急性之黄液上冲说(附方)》,康维新,《绍兴医药学报》。

[68]《目赤痛之研究及治疗》,许宗微,《医学杂志》。

[69]《目光妄见论》,胡瀛峤,《绍兴医药学报》。

[70]《目疾》,管志群,《光华医药杂志》。

[71]《目疾》,贺蔚章,《光华医药杂志》。

[72]《目疾》,余煜林,《光华医药杂志》。

[73]《目疾》,光华医药杂志社,《光华医药杂志》。

[74]《目疾不可概用凉散药说》,黄育庭,《中医杂志》。

[75]《目疾答石效山》,盛心如,《光华医药杂志》。

[76]《目疾多由肝肺二经所发论》,梁朝浦,《国医杂志》。

[77]《目疾概论》,傅步兰,《中西医学报》。

[78]《目疾经验谈》,李菊荪,《国医导报》。

[79]《目疾条辨》,王肖舫,《沈阳医学杂志》。

[80]《目疾由于脑充血之治法》,张锡纯,《杏林医学月报》。

[81]《目疾治法概论》,鲍斯明,《中医世界》。

[82]《目睛生翳之原因及其治疗》,顾宗余,《复兴中医》。

[83]《目科简说》,罗敏之,《沈阳医学杂志》。

[84]《目生云翳之治法》,杨燧熙,《医学杂志》。

[85]《目宜爱护论》,梁朝浦,《国医杂志》。

[86]《目症捷论》,吴笑山,《国医杂志》。

[87]《目中黑花》,光华医药杂志社,《光华医药杂志》。

[88]《雀目答张伯通》,盛心如,《光华医药杂志》。

[89]《痧后目疾答金青泉》,盛心如,《光华医药杂志》。

[90]《说目(越医汇讲)》,胡震(瀛峤),《绍兴医药学报》。

[91]《说目之卫生》,康维新,《绍兴医药学报》。

[92]《问目疾治法》,沈耕莘,《绍兴医药学报》。

[93]《问目疾治法》,章献吾,《绍兴医药学报(绍兴医药学报星期周刊)》。

[94]《问目疾治法》,张树筠,《绍兴医药学报(绍兴医药学报星期周刊)》。

[95]《问目翳证方义》,沈耕莘,《绍兴医药学报》。

[96]《问青盲治法》,净土生,《绍兴医药学报》。

[97]《问双目减明治法》,倪燮堂,《绍兴医药学报》。

[98]《应任伯和问目疾治法》,康维恂,《三三医报》。

[99]《张春圃问目病》,王肖舫,《绍兴医药学报》。

[100]《治目刍言》,徐德新,《绍兴医药学报》。

[101]《目赤生翳治验》,席文介,《三三医报》。

[102]《医案新辑(通讯治疗方选):目赤》,中医指导社,《中医指导录》。

[103]《医案新辑(通讯治疗方选):目内障》,中医指导社,《中医指导录》。

[104]《朱氏玉目赤障翳卷毛倒睫治验》,国医杂志社,《国医杂志》。

[105]《瞽目重光》,沈仲圭,《医界春秋》。

[106]《目疾误犯色欲易瞎论》,曹朗生,《中医杂志》。

[107]《目科救弊(弁言)》,刘松岩(原著);罗敏之(摘要辑录),《沈阳医学杂志》。

[108]《目科救弊(续)》,刘松岩(原著);罗敏之(摘要辑录),《沈阳医学杂志》。

[109]《保目戒食品》,中医杂志社,《中医杂志》。

[110]《论目光视物倒置之原因》,杨星垣,《医学杂志》。

[111]《目感光之迟速》,林世伟(俊臣),《中西医学报》。

[112]《夏天却目病法》,陈达三,《三三医报》。

[113]《用目力后之修养》,中医杂志社,《中医杂志》。

[114]《盲目重明新发(塔斯社莫斯科讯)》,塔斯,《中西医药》。

[115]《西人华尔特治疗目疾之新学说(柏林通讯)》,光华医药杂志社,《光华医药杂志》。

[116]《代问目疾之治法》,姚承祜,《医界春秋》。

[117]《代友求治目疾良方》,黄毓,《三三医报》。

[118]《代袁君征求目翳良方》,彭鉴五,《医界春秋》。

[119]《敬问目疾治法》,徐炳和,《三三医报》。

[120]《两目模糊再求治法》,侍笑春,《医界春秋》。

[121]《目病求方》,缪一鸣,《三三医报》。

[122]《问两目雾露不明之治法》,冉玉璋,《医界春秋》。

[123]《问目疾一则》,何树金,《三三医报》。

[124]《问眼目生翳之治法》,穆宗岳,《医界春秋》。

[125]《问右目右手指之病治法》,陈白言,《三三医报》。

[126]《再征求目疾效方》,毛毅之,《自强医学月刊》。

[127]《征求两目模糊之治法》,侍笑春,《医界春秋》。

[128]《征求疗治胞弟右目内障良方》,陈文曼,《医界春秋》。

[129]《征求目疾疗法》,何广生,《医界春秋》。

[130]《征求目疾效方》,毛毅之,《自强医学月刊》。

[131]《征求目疾之治法》,武步瀛,《医界春秋》。

[132]《征求治目疾法》,任伯和,《三三医报》。

[133]《论眼球与五脏之关系》,梁朝浦,《国医杂志》。

[134]《眼色谈》,张汝伟,《绍兴医药学报》。

[135]《偷针眼治愈之鉴证并为刺疗术相类之印证篇续一言》,王赓吟,《针灸杂志》。

[136]《突眼性甲状腺肿病针效之研究》,卢觉愚,《医林一谔》《针灸杂志》。

[137]《眼疾瘰疬初习针灸立建奇功谓为不可思议》,顾石农,《针灸杂志》。

[138]《针刺赤眼肿痛之经验》,程哲,《医学杂志》。

[139]《证明姜君之偷针眼特效法》,王武权,《针灸杂志》。

[140]《消发灭定对于沙眼有伟效》,姜春华,《国医导报》。

[141]《眼药的分析》,淑安,《中医新生命》。

[142]《眼药之外点内服各有所宜论》,梁朝浦,《国医杂志》。

[143]《赤眼验方》,吴去疾,《神州国医学报》。

[144]《刺伤眼方(载医学精要)》,卢朋,《中医杂志(广东)》。

[145]《答九峰山农问眼病方》,康焕章,《绍兴医药学报》。

[146]《点眼翳方》,朱国鉴,《医界春秋》。

[147]《合学理的眼病古方(羊肝的研究)》,叶橘泉,《铁樵医学月刊》。

[148]《济生眼科胬肉攀睛经验良方》,孙鸣第,《国医砥柱月刊》。

[149]《敬告眼科医士速备时疫夺命散》,康维恂,《绍兴医药报》。

[150]《眼秘方》,吴去疾,《神州国医学报》。

[151]《脱眼膜之简便治法》,邓靖山,《杏林医学月报》。

[152]《眼疾验方》,赵莆庭,《中医杂志》。

[153]《眼科验方两则》,康惟恂,《中医杂志》。

[154]《迎风流泪眼之单方》,尤学周,《新中医刊》。

[155]《治沙眼秘方》,杨医亚,《文医半月刊》。

[156]《治眼癣方》,祇虹,《神州国医学报》。

[157]《天行赤眼为流行病论》,杨海珊,《中医杂志》。

[158]《读徐恺先生复眼病二则、遗精一则之研究》,刘石铭,《光华医药杂志》。

[159]《咳嗽腹胀又兼眼翳》,未署名,《医学杂志》。

[160]《答胡钟岳君问小孩眼病治法(原问一百十九号)》,喻万邦,《绍兴医药学报(绍兴医药学报星期周刊)》。

[161]《答仲圭君问睡中眼开之故》,张世宏,《绍兴医药学报(绍兴医药学报星期周刊)》。

[162]《九峰山农眼病治法》,王肖舫,《绍兴医药学报》。

[163]《鳞屑性眼睑缘炎》,杨兴祖,《新中医刊》。

[164]《论眼结膜炎干燥症之原因症状及国医治疗谈》,鄑香圃,《中国医药月刊》。

[165]《论中医学内科疗治方法理由相同(例眼科喉科解释)》,郑重之,《国医砥柱月刊》。

[166]《产妇乳眼不通疼痛治愈》,徐世长,《医学杂志》。

[167]《答叶华林先生来函斫讨曾患脑膜炎病后小儿眼疾白内障瞳孔缩小症》,孙鸣第,《华西医药杂志》。

[168]《说小儿疳伤眼疾》,李翰芬,《国医杂志》。

[169]《问小孩眼病治法》,胡钟岳,《绍兴医药学报(绍兴医药学报星期周刊)》。

[170]《答胡亚鹤君问眼毛倒睫治法》,张锡纯,《绍兴医药学报(绍兴医药学报星期周刊)》。

[171]《答唐秋成君问白翳眼治法》,汤仲明,《三三医报》。

[172]《答问眼毛倒睫症治法》,李振声,《绍兴医药学报(绍兴医药学报星期周刊)》。

[173]《答谢各大医士治眼方法》,张树筠,《三三医报》。

[174]《答眼毛里倒治法(续)》,岳文台,《沈阳医学杂志》。

[175]《答应昇君问近视眼》，朱振华，《绍兴医药学报》。

[176]《答应昇君问近视眼的治法》，高思潜，《绍兴医药学报》。

[177]《答张黼章君问眼疾治法》，张锡纯，《绍兴医药学报(绍兴医药学报星期周刊)》。

[178]《答张君代亲问眼病治法》，喻万邦，《绍兴医药学报(绍兴医药学报星期周刊)》。

[179]《答章晓崑问眼病治法》，寿明斋医局陶垂躬，《绍兴医药学报(绍兴医药学报星期周刊)》。

[180]《答章晓崑问眼病治法》，彭葆森，《绍兴医药学报(绍兴医药学报星期周刊)》。

[181]《东方最多之眼病(椒疮、粟疮)》，陈滋，《中西医学报》。

[182]《读陈伯涛先生所作眼珠见风流泪有感而言》，黄国材，《医学杂志》。

[183]《疳眼与维他命A浅说及好力生之功效》，顾宗孝，《国医导报》。

[184]《国医眼科头痛睛障隐涩难开》，孙鸣第，《国医砥柱月刊》。

[185]《患眼者宜速治论》，梁朝浦，《国医杂志》。

[186]《黄膜眼浅说》，孙镜阳，《国医导报》。

[187]《疗眼一束》，浔溪渔人，《中医杂志》。

[188]《略述眼喉科两个病症》，叶华林，《华西医药杂志》。

[189]《沙眼病》，杜冀，《医学杂志》。

[190]《沙眼之证治》，顾小镇，《神州国医学报》。

[191]《试述沙眼症之原因、症候、病理诊断及类证鉴别并详述中西应用有效之验方》，黄国材，《医学杂志》。

[192]《突眼瘿》，谢则仁，《中医新生命》。

[193]《突眼瘿治验之研究》，谢则仁，《神州国医学报》。

[194]《外点眼药制炼法》，陆益年，《广东医药月刊》。

[195]《问近观眼治法》，应昇，《绍兴医药学报》。

[196]《问眼病治法》，章晓崑，《绍兴医药学报(绍兴医药学报星期周刊)》。

[197]《问眼病治法》，张黼章，《绍兴医药学报(绍兴医药学报星期周刊)》。

[198]《问眼猝盲治法》，九峰山农，《绍兴医药学报(绍兴医药学报星期周刊)》。

[199]《问眼疾治法》，九峰山农，《绍兴医药学报》。

[200]《问眼毛倒睫求治方法》，胡亚鹤，《绍兴医药学报》。

[201]《眼病(二则)》，王肖舫，《医学杂志》。

[202]《眼病》，陈斗星，《光华医药杂志》。

[203]《眼病与喉病》，丁少侯，《现代医药月刊》。

[204]《眼病与喉病(续)》,丁少侯,《现代医药月刊》。

[205]《眼睑缘炎》,叶华林,《华西医药杂志》。

[206]《眼科》,李经民,《广东医药月刊》。

[207]《眼科》,杨益年,《广东医药月刊》。

[208]《眼科笔记》,黄思礼,《中医杂志》。

[209]《眼科大纲》,丁名全,《德华医学杂志》。

[210]《眼科钩针割烙之法论》,梁朝浦,《国医杂志》。

[211]《眼科辑要》,陈轩卿,《中医杂志》。

[212]《眼科借镜》,沈守元,《神州医药学报》。

[213]《眼科经验录》,黄非病,《神州国医学报》。

[214]《眼科录要(一)》,陈杰干,《中医杂志》。

[215]《眼科录要(二)》,陈杰干,《中医杂志》。

[216]《眼科录要》,陈杰干,《中医杂志》。

[217]《眼科略论》,陈秩云,《国医杂志》。

[218]《眼科略言(续)》,陈秩云,《国医杂志》。

[219]《眼科论》,杨燧熙,《三三医报》。

[220]《眼科内障秘诀》,王肖舫,《绍兴医药学报》。

[221]《眼科热症有虚热实热气热不同及其治法论》,梁朝浦,《国医杂志》。

[222]《眼科探源》,田焜,《神州医药学报》。

[223]《眼科五轮及其因症辨》,陈益钦(撰);何幼廉(选录),《绍兴医药月报》。

[224]《眼科学及点眼退翳之研究》,杨燧熙,《绍兴医药学报》。

[225]《眼科验案》,孙鸣第,《国医砥柱月刊》。

[226]《眼科杂证浅论治法》,李文彬,《国医正言》。

[227]《眼科针导法论》,梁朝浦,《国医杂志》。

[228]《眼科诊症论》,梁朝浦,《国医杂志》。

[229]《眼皮生瘤》,卢朋,《中医杂志》。

[230]《眼球突出之治验》,叶华林,《国医砥柱月刊》。

[231]《眼中脑油灌睛》,赵世昌,《医学杂志》。

[232]《眼珠见风流泪之原因病理治法处方并中西应用有效之验方》,陈伯涛,《医学杂志》。

[233]《再染脓漏眼之失明》,陈滋,《中西医学报》。

[234]《中医眼科手术》,光华医药杂志社,《光华医药杂志》。

[235]《中医眼科手术续》,叶劲秋,《国医砥柱月刊》。

[236]《沙眼实验法》,王肖舫,《医学杂志》。

[237]《爆发火眼云翳遮睛验案》,孙鸣第,《国医砥柱月刊》。

[238]《风毒眼疾案》,陈芝高,《文医半月刊》。

[239]《漏脓眼治验案》,刘淑士,《光华医药杂志》。

[240]《沙眼医案》,李生墀,《医学杂志》。

[241]《眼科医案》,张沛恩,《医学杂志》《杏林医学月报》。

[242]《眼科医案》,王理堂,《三三医报》。

[243]《论中医师考试与眼科选试》,施绍章,《国医砥柱月刊》。

[244]《在中国历史上出现的眼角睑缘结膜炎》,余云岫,《医史杂志》。

[245]《中国的眼科学史》,李涛,《医学杂志》。

[246]《中国眼镜史》,聂崇侯,《医史杂志》。

[247]《眼科专家李菊荪》,复兴中医杂志社,《复兴中医》。

[248]《眼科李菊荪》,复兴中医杂志社,《复兴中医》。

[249]《眼科专家李菊荪医师》,复兴中医杂志社,《复兴中医》。

[250]《本草经眼录》,王重民,《医史杂志》。

[251]《本草经眼录(续)》,王重民,《医史杂志》。

[252]《眼科简易补编序》,秦伯未,《中医指导录》。

[253]《国医百家第八种简明眼科学勘误》,康维恂,《三三医报》。

[254]《简明眼科学序例》,康维新,《绍兴医药学报》。

[255]《眼科辑要(一)》,刘琴仙,《杏林医学月报》。

[256]《眼科辑要(二)》,刘琴仙,《杏林医学月报》。

[257]《眼科辑要(三)》,刘琴仙,《杏林医学月报》。

[258]《眼科辑要(四)》,刘琴仙,《杏林医学月报》。

[259]《眼科辑要(五)》,刘琴仙,《杏林医学月报》。

[260]《眼科辑要(六)》,刘琴仙,《杏林医学月报》。

[261]《眼科辑要(附录)》,刘琴仙,《杏林医学月报》。

[262]《眼科释义》,梁朝浦,《国医杂志》。

[263]《眼科释义(续)》,梁朝浦,《国医杂志》。

[264]《眼科心矩(一)》,程汝明(著),周禹锡(参校),根书田(参注),《医界春秋》。

[265]《眼科心矩(二)》,程汝明(著),周禹锡(参校),根书田(参注),《医界春秋》。

[266]《眼科心矩（三）》，程汝明（著），周禹锡（参校），根书田（参注），《医界春秋》。

[267]《眼科心矩（四）》，程汝明（著），周禹锡（参校），根书田（参注），《医界春秋》。

[268]《眼科心矩（五）》，程汝明（著），周禹锡（参校），根书田（参注），《医界春秋》。

[269]《眼科心矩（六）》，程汝明（著），周禹锡（参校），根书田（参注），《医界春秋》。

[270]《眼科心矩（七）》，程汝明（著），周禹锡（参校），根书田（参注），《医界春秋》。

[271]《眼科心矩（八）》，程汝明（著），周禹锡（参校），根书田（参注），《医界春秋》。

[272]《眼科心矩（九）》，程汝明（著），周禹锡（参校），根书田（参注），《医界春秋》。

[273]《眼科心矩（十）》，程汝明（著），周禹锡（参校），根书田（参注），《医界春秋》。

[274]《眼科心矩（十一）》，程汝明（著），周禹锡（参校），根书田（参注），《医界春秋》。

[275]《眼科心矩（十二）》，程汝明（著），周禹锡（参校），根书田（参注），《医界春秋》。

[276]《眼科心矩（十三）》，程汝明（著），周禹锡（参校），根书田（参注），《医界春秋》。

[277]《眼科心矩（十四）》，程汝明（著），周禹锡（参校），根书田（参注），《医界春秋》。

[278]《眼科心矩（十五）》，程汝明（著），周禹锡（参校），根书田（参注），《医界春秋》。

[279]《眼科心矩（十六）》，程汝明（著），周禹锡（参校），根书田（参注），《医界春秋》。

[280]《眼科心矩（十七）》，程汝明（著），周禹锡（参校），根书田（参注），《医界春秋》。

[281]《眼科心矩（十八）》，程汝明（著），周禹锡（参校），根书田（参注），《医界春秋》。

[282]《眼科心矩（十九）》，程汝明（著），周禹锡（参校），根书田（参注），《医界春秋》。

[283]《眼科心矩（二十）》，程汝明（著），周禹锡（参校），根书田（参注），《医界春秋》。

[284]《眼科心矩（二十一）》，程汝明（著），周禹锡（参校），根书田（参注），《医界春秋》。

[285]《眼科心矩（二十二）》，程汝明（著），周禹锡（参校），根书田（参注），《医界春秋》。

[286]《眼科心矩（二十三）》，程汝明（著），周禹锡（参校），根书田（参注），《医界春秋》。

[287]《眼科心矩（二十四）》，程汝明（著），周禹锡（参校），根书田（参注），《医界春秋》。

[288]《健眼与沙眼预防法》，蒋鸿声，《神州国医学报》。

[289]《近视眼与远视眼》，章诗宾，《国医新声》。

[290]《近视眼之预防研究》，任致远，《中西医学报》。

[291]《近视眼自疗法》，何子祥，《神州国医学报》。

[292]《警告有眼疾的同胞》，陈志庄，《三三医报》。

[293]《可怕的沙眼》，储雨田，《中西医药》。

[294]《可怕的沙眼（续）》，储雨田，《中西医药》。

[295]《脓漏眼预防法》，陈滋，《中西医学报》。

[296]《痧眼》，杨兴祖，《新中医刊》。

[297]《沙眼 tracham》，凌少波，《医界春秋》。

[298]《沙眼预防法》，孙祖烈，《德华医学杂志》。

[299]《沙眼之可怕及预防》，苏曾强，《中西医学报》。

[300]《沙眼治防法》，惠民，《中医世界》。

[301]《维他命 A 对于眼疾有特效(柏林通讯)》，医林一谔杂志社，《医林一谔》。

[302]《夏季眼之卫生》，医学公报社，《医学报》。

[303]《眼的保护法》，任锦容，《杏林医学月报》。

[304]《眼科一夕话》，陈滋，《中西医学报》。

[305]《眼之生理与诊断及其卫生法》，汪士瀛，《医林一谔》。

[306]《预防近视眼的几种普通常识》，鲍斯明，《中医世界》。

[307]《预防沙眼卫生法》，严惠民，《国医砥柱月刊》。

[308]《怎样防护沙眼》，李延安，《光华医药杂志》。

[309]《治沙眼防肺痨》，华西医药杂志社，《华西医药杂志》。

[310]《千里眼》，丁福保，《中西医学报》。

[311]《眼病之血清电疗法(本埠讯)》，中西医药杂志社，《中西医药》。

[312]《眼疾流行》，国医砥柱月刊社，《国医砥柱月刊》。

[313]《眼球可以搬家》，华西医药杂志社，《华西医药杂志》。

[314]《眼球内部照相》，中西医药杂志社，《中西医药》。

[315]《眼科》，蟭阳太阿，《绍兴医药学报》。

[316]《英国眼科家专之神术(伦敦通讯)》，光华医药杂志社，《光华医药杂志》。

[317]《喘息眼翳如何治法》，于逢风，《医学杂志》。

[318]《寄刊眼科书》，谢寿愚，《绍兴医药学报》。

[319]《代邻人妻患眼突出瘤核病征求良方》，刘惠民，《医界春秋》。

[320]《敬问眼毛里倒治法》，王国印，《沈阳医学杂志》。

[321]《请求沙眼特效药》，绵毅，《光华医药杂志》。

[322]《问白翳眼治法》，唐秋成，《三三医报》。

[323]《问王肖舫先生眼科外科书》，刁质明，《三三医报》。

[324]《问眼病三则》，金箫雷，《针灸杂志》。

[325]《问眼疾垂膜》，马象阁，《沈阳医学杂志》。

[326]《问眼目生翳之治法》，穆宗岳，《医界春秋》。

[327]《五载眼翳请赐根治药方》，孔繁禄，《医学杂志》。

[328]《征求近视眼之医疗法》,杨宜斋,《医界春秋》。

[329]《征求眼病之治疗》,王存,《医界春秋》。

[330]《征求眼科答案》,叶玉登,《医界春秋》。

[331]《诈盲鉴别法》,陈航慈,《医学杂志》。

[332]《答净君问青盲治法》,绍兴医药学报社,《绍兴医药学报》。

[333]《答净生君问青盲治法》,史介生,《绍兴医药学报》。

[334]《答净土生君问青盲治法》,康维恂,《绍兴医药学报》。

[335]《单方治愈夜盲症经过》,中国医药月刊社,《中国医药月刊》。

[336]《盲与矐》,高鉴如,《中国女医》。

[337]《色盲浅说》,唐湘清,《中医世界》。

[338]《记石卵治盲》,只园,《神州国医学报》。

[339]《盲哑学校》,利济学堂报社,《利济学堂报》。

[340]《答九峰山农问猝盲治法》,孙拙吾,《绍兴医药学报(绍兴医药学报星期周刊)》。

[341]《答钟天赋君问失明治法之商榷》,陆清洁,《医界春秋》。

[342]《治胃肠夹外邪危病陈苏失明复明合案》,刘蔚楚(诊),卢育和(选),《医学杂志》。

[343]《治胃肠夹外邪危病陈苏失明复明合案》,刘蔚楚,《三三医报》《沈阳医学杂志》。

[344]《治胃肠夹外邪危病陈苏失明复明合案(续)》,刘蔚楚,《沈阳医学杂志》。

[345]《治疗述异初编(失明骨哽二则)(续)》,徐召南,《绍兴医药月报》。

[346]《白睛胬肉》,卢朋,《中医杂志(广东)》。

[347]《白睛气泡》,童绍甫,《新中医刊》。

[348]《答彭鉴五问蟹睛治法》,程书田,《医界春秋》。

[349]《胬肉攀睛之研究》,童绍甫,《新中医刊》。

[350]《老妪针内障之法》,张聚源,《针灸杂志》。

[351]《与朱季龙君论针内障秘诀》,王静莽,《针灸杂志》。

[352]《内障》,光华医药杂志社,《光华医药杂志》。

[353]《瞳神变色释疑》,查贡夫,《绍兴医药学报》。

[354]《保瞳简易法》,中医杂志社,《中医杂志》。

[355]《五轮分属于何经说》,周子容,《中医杂志(广东)》。

[356]《辨五轮病源用药法》,王肖舫,《绍兴医药学报》。

[357]《倒视考证》,王葆年,《神州医药学报》。

[358]《视物反常》,卢朋,《中医杂志(广东)》。

［359］《银海验方》,康维恂,《中医杂志》。

［360］《银海新编(一)》,姚梦石,《中医杂志》。

［361］《水轮白翳气轮红丝之验案》,杨燧熙,《绍兴医药月报》。

［362］《答亚鹤君问睫毛倒入治法》,康维恂,《绍兴医药学报(绍兴医药学报星期周刊)》。

［363］《迎风流泪方》,程国栋,《医学杂志》。